Pierre Flourens

De la longévité humaine et de la quantité de vie sur le globe

Elibron Classics
www.elibron.com

Elibron Classics series.

ISBN 0-543-72021-7 (paperback)
ISBN 0-543-72020-9 (hardcover)

This Elibron Classics Replica Edition is an unabridged facsimile of the edition published in 1873 by Garnier Frères, Paris.

DE LA

LONGÉVITÉ HUMAINE

ET

DE LA QUANTITÉ DE VIE

SUR LE GLOBE

PARIS. — IMP. SIMON RAÇON ET COMP., RUE D'ERFURTH, 1.

DE LA

LONGÉVITÉ HUMAINE

ET

DE LA QUANTITÉ DE VIE

SUR LE GLOBE

PAR

P. FLOURENS

CINQUIÈME ÉDITION

PARIS

GARNIER FRÈRES, LIBRAIRES-ÉDITEURS

6, RUE DES SAINTS-PÈRES, ET PALAIS-ROYAL, 215

1875

Je touche, dans ce livre, à quelques-uns des points les plus importants de l'étude, et, si je puis ainsi parler, de la *théorie* de la vie.

Tous les siècles ont étudié la vie. Le nôtre commence à l'étudier sous ses grands aspects.

La question de la *quantité de la vie*, toujours diversement représentée et également maintenue, celle de l'*apparition de la vie* sur le globe, celle de la *fixité* des espèces, celle des *espèces anéanties* et *perdues*, sont des questions toutes nouvelles.

A côté de ces questions nouvelles, j'en ai placé quelques autres, fort anciennes, mais que je crois avoir rajeunies : celle de la *longévité humaine*, celle de la *formation de la vie*, celle de la *vieillesse*.

J'ai rajeuni la question de la *longévité humaine*, en donnant un signe certain du terme de l'*accroissement*, et par suite une mesure précise de la durée de la *vie*.

A l'étude de la *formation de la vie*, j'ai substitué l'étude de la *continuité de la vie*.

La vie ne recommence pas à chaque nouvel *individu* : elle n'a commencé qu'une fois pour chaque *espèce*. A compter du premier couple *créé* de chaque espèce, la vie ne recommence plus ; elle se continue. Je recule le mystère autant qu'il se peut, et je lui marque sa place.

Quant à la *vieillesse*, je l'envisage ici sous ses deux côtés : le côté physique et le côté moral.

Du côté physique, je lui ouvre de grandes espérances : un siècle de *vie normale* et jusqu'à deux siècles de *vie extrême;* et tout cela à une simple condition, mais qui est rigoureuse : celle d'une bonne conduite d'une existence toujours occupée, du travail, de l'étude. de la modération, de la *sobriété* en toutes choses.

Du côté moral, la perspective n'est pas moins belle. Que d'heureux vieillards ! et quels exemples des facultés les plus délicates et les plus nobles sans cesse perfectionnées ! Fontenelle, Voltaire, Buffon, Bossuet (s'il est permis de citer ce grand nom dans des questions purement humaines).

Je voudrais que ce livre pût apprendre à tous les hommes le respect *nécessaire* de la *vieillesse :*

Au jeune homme, qui ne s'instruira jamais plus qu'auprès des vieillards illustres ; à l'homme d'un âge mûr qui comptera bientôt, par un regret amer, le moment présent, perdu pour une action utile ; au vieillard, qui ne peut voir, sans orgueil, honoré en lui l'âge après lequel il n'en est plus d'autre en ce monde, l'âge où l'âme se sent plus près de Dieu, l'âge saint de la vie.

PREMIÈRE PARTIE.

DE

LA LONGÉVITÉ HUMAINE

DE

LA LONGÉVITÉ HUMAINE

I

DE CORNARO ET DE LA VIE SOBRE

En fait de *vie sobre*, et même de *vie longue*, on ne peut guère commencer par un nom qui en dise plus que celui de Louis Cornaro, ce bon et frêle vieillard qui, à force de modération, de soins, de régime, et de faire sa grande affaire de vivre, vécut en effet plus de cent ans.

Son livre est l'éloge de la sobriété. Et, ce qui est à remarquer, c'est qu'il écrivait cet éloge au moment où l'Italie se livrait le plus à l'intempérance.

« O malheureuse Italie ! s'écrie-t-il, ne

« t'aperçois-tu pas que la gourmandise t'enlève, « chaque année, plus d'habitants que la peste, « la guerre et la famine ne pourraient en dé« truire? Tes véritables fléaux sont tes festins « fréquents, qui sont si outrés, qu'on ne saurait « faire des tables assez grandes pour arranger « la quantité de plats dont la prodigalité les « couvre, en sorte qu'on est obligé de servir les « viandes et les fruits par pyramides. Quelle « fureur! quelle folie! Mets-y ordre pour « l'amour de toi-même... Otez cette mort du « milieu de vous, et cette peste inconnue à nos « pères... »

Né avec une constitution très-faible, Cornaro ne put résister longtemps à de tels excès, à cette *mort*, à cette *peste*, comme il les appelle. Il y perdit la santé. A trente-cinq ans, ses médecins ne lui donnaient plus que deux ans de vie.

Cet avertissement, très-sérieux, fut pris très-sérieusement. Cornaro rompit avec ces habitudes funestes. A la vie dissipée il fit succéder la vie régulière, et la sobriété à l'intempérance.

Sa sobriété est devenue célèbre. Elle était presque excessive. Douze onces d'aliments solides et quatorze onces de vin par jour furent, pendant plus d'un demi-siècle, toute sa nourriture ; ce qui lui réussit si bien, que, de tout ce demi-siècle, il ne fut jamais malade : « J'ai « toujours été sain, dit-il, depuis que j'ai été « sobre. »

« Je me suis encore fort bien trouvé, » ajoute-t-il, « de ne point me livrer au chagrin, en « chassant de mon esprit tout ce qui pouvait « m'en causer... Si quelquefois je n'ai été ni « assez philosophe ni assez prévoyant pour ne « me pas trouver dans quelqu'une des situa-« tions que je voulais éviter, le régime de l'ali-« mentation, qui est celui dont l'influence est la « plus directe, m'a garanti des suites fâcheuses « de ces petites irrégularités. »

Je trouve dans Cardan une remarque sur Cornaro qui n'est pas juste :

« Il semble, dit Cardan, que Cornaro ait « voulu nous ôter la connaissance parfaite de « son régime et se contenter de nous apprendre « qu'il en avait trouvé un merveilleux, puis

« qu'il ne nous a point marqué s'il prenait cette « quantité en une ou deux fois par jour, ni « même s'il changeait d'aliments, et qu'il a « parlé sur ce sujet d'une manière plus obscure « encore qu'Hippocrate. »

Rien de cela n'est fondé. Cornaro ne nous a rien caché. Cardan voit du merveilleux partout. Cornaro est si enchanté de son régime, qu'il y revient presque à chaque page de son livre, et nous en dit tout.

Il nous dit, d'abord, qu'*il prenait cette quantité* en deux fois et même en quatre : « Et toi, « mère de tous les humains, Nature, qui aimes « si fort la conservation de notre être, que tu « donnes au vieillard la facilité de vivre avec « peu de nourriture, et lui fais comprendre que « si, dans la vigueur de son âge, il faisait par « jour deux repas, il doit les partager en quatre, « afin que son estomac ait moins de peine à di- « gérer, je ne puis trop admirer ta sagesse et « ta prévoyance ! *Je suis tes conseils et m'en* « *trouve bien.* »

Il nous dit ensuite qu'*il changeait d'aliments.* « Voici de quoi je me nourris : je mange du

« pain, du mouton, des perdrix... Tous ces ali-
« ments sont propres aux vieillards s'ils sont
« sages, ils doivent s'en contenter et n'en point
« chercher d'autres. »

Je demande ce que Cardan pouvait désirer de plus. Mais ce n'est pas tout. Cornaro tient si fort à n'omettre rien de ce qui regarde son régime, qu'il nous raconte, avec un grand détail, et très-sérieusement, comment, ayant consenti, par déférence pour ses amis, à prendre quatorze onces de nourriture par jour au lieu de douze, cette petite augmentation de deux onces faillit lui coûter la vie.

« Il y a environ quatre ans que je fus sollicité
« puissamment à faire une chose qui pensa me
« coûter cher. Mes parents, que j'aime et qui
« ont pour moi une véritable tendresse, mes
« amis, pour qui j'ai toujours eu de la complai-
« sance, enfin les médecins, qui sont ordinai-
« rement les oracles de la santé, se joignirent
« tous ensemble pour me persuader que je
« mangeais trop peu, que la nourriture que je
« prenais n'était pas suffisante dans un âge aussi
« avancé que le mien, et que je ne devais pas

« seulement soutenir ma vie, mais qu'il fallait « encore en augmenter la vigueur en mangeant « un peu plus que je ne faisais. J'eus beau leur « représenter que la nature se contente de peu ; « que, ce peu m'ayant maintenu depuis long-« temps en bonne santé, cette habitude était « passée chez moi en nature... tout cela ne « les persuada point. Lassé de leur opiniâtreté, « je fus obligé de les satisfaire. Ainsi, ayant « accoutumé de prendre en pain, soupe, jaunes « d'œufs et viandes, la pesanteur de douze « onces, j'accrus ce poids jusqu'à quatorze, et, « buvant quatorze onces de vin, j'en augmentai « la dose jusqu'à seize.

« Cette augmentation de nourriture me fut si « funeste, que, de fort gai que j'étais, je com-« mençai à devenir triste et de mauvaise hu-« meur ; tout me chagrinait ; je me mettais en « colère pour le moindre sujet, et l'on ne pou-« vait vivre avec moi. Au bout de douze jours, « j'eus une furieuse colique, qui dura vingt-« quatre heures. Il ne faut pas demander si l'on « désespéra de ma vie, et si l'on se repentit du « conseil qu'on m'avait donné... »

Voilà donc le régime de Cornaro : douze onces de nourriture solide et quatorze onces de vin par jour. Encore diminua-t-il cette quantité avec l'âge Il en vint à faire un repas d'un seul jaune d'œuf ; il finit par faire d'un seul jaune d'œuf, deux repas. Tout le *merveilleux* de son régime était la sobriété.

Ajoutons pourtant qu'en mettant la sobriété au-dessus de toutes les autres précautions, il n'en négligeait aucune. « Je fais en sorte, dit-il, « de me préserver du grand froid et du grand « chaud ; je ne fais point d'exercices violents ; « je me suis abstenu des veilles... ; je n'ai point « habité les lieux où l'on respire un air mau- « vais, et j'ai toujours évité, avec un soin égal, « d'être exposé au grand vent et à l'excessive « ardeur du soleil... »

Le moral fait beaucoup au physique. Cornaro s'était choisi les deux exercices les plus doux de l'esprit et du cœur, la culture des lettres et la bienfaisance.

« J'ai le bonheur, dit-il, d'avoir de fré- « quentes conversations avec des gens savants « dont je tire toujours de nouvelles lumiè-

« res[1]... Je vois avec curiosité les ouvrages « nouveaux; je me fais un plaisir de revoir « ceux que j'ai déjà vus... S'il m'est permis de « citer des futilités, je dirai qu'à l'âge de qua- « tre-vingt-trois ans, la vie sobre que je mène « m'a conservé assez de liberté d'esprit et de « gaieté pour composer une pièce de théâtre « qui, sans choquer les bonnes mœurs, est fort « divertissante... »

C'étaient là les plaisirs de son esprit. Son cœur en goûtait d'autres, plus délicats encore. Il se voyait entouré de onze petits-enfants, dont il aimait à contempler les jeux; des habitants de ses terres, à qui il avait donné le moyen d'avoir toujours abondamment toutes les choses nécessaires à la vie, en défrichant des terres incultes, en desséchant des marais, en arrosant et engraissant des campagnes que l'aridité du sol rendait stériles.

Il avait concouru à embellir et fortifier Ve-

[1] Il fut uni d'une étroite amitié avec le célèbre poëte-philosophe Speroni; il accueillit chez lui l'architecte Falconetto; le poëte comique Beolco, dit Ruzzante, fut son commensal, etc.

nise[1]. « Ce plaisir, dit-il, flatte innocemment
« ma vanité, lorsque je fais réflexion que j'ai
« fourni à mes compatriotes d'utiles moyens de
« fortifier leur port, que ces ouvrages subsiste-
« ront après un grand nombre de siècles, qu'ils
« contribueront à rendre Venise une république
« fameuse, une ville riche et incomparable, et
« serviront à lui perpétuer le beau titre de reine
« de la mer... »

Enfin, à tous ces moyens d'une longue vie, la sobriété, les précautions contre le chaud et le froid, etc., l'occupation de l'esprit, celle de l'âme, il s'en joignait un autre qui agissait à l'insu de Cornaro, et qui n'en agissait pas moins; je veux dire le plaisir secret de lutter contre la nature et de l'emporter, de vivre en dépit de sa constitution et des prévisions de la médecine, de ne devoir sa vie qu'à soi, qu'à sa volonté, qu'à son art, et de compter chaque jour de vie de plus comme un succès de plus pour son amour-propre.

Aussi ne tarit-il pas sur ce qu'il appelle *sa*

[1] Par ses études sur les lagunes de Venise. Voy. son *Trattato delle acque* (1560).

belle vie, sur la victoire qu'il a remportée ; il s'admire de vivre ; il s'écrie : « Ce que je vais dire « paraîtra impossible ou difficile à croire ; rien « cependant n'est plus véritable ; c'est un fait « connu de bien des gens et digne de l'admiration de la postérité. J'ai atteint ma quatre-« vingt-quinzième année, et je me trouve sain, « gaillard, et aussi content que si je n'avais que « vingt-cinq ans. »

« Rien n'est plus avantageux à l'homme, » dit Cornaro, « que de vivre longtemps, » maxime qui sera peu contestée, mais les raisons qu'il en donne sont curieuses : « Si l'on est cardinal, » dit-il, « on peut devenir pape en vieillissant ; « si l'on est considérable dans sa république, « on peut en devenir le chef ; si l'on est savant, « si l'on excelle en quelque art, on excellera « encore davantage... »

Il donne bientôt des raisons d'un ordre plus élevé. « Ce qui me cause le plus sensible plaisir, « dit-il, c'est de voir que l'âge et l'expérience « peuvent rendre un homme plus savant que « ne le feraient les écoles... On ne connaît pas « le prix de dix années d'une vie saine à un

« âge où l'homme peut jouir de toute sa rai-
« son et profiter de toute son expérience... Pour
« ne parler que des sciences, il est certain que
« les meilleurs livres que nous ayons ont été
« composés dans ces dix dernières années que
« les débauchés méprisent ; il est certain que
« les esprits se perfectionnent à mesure que les
« corps vieillissent : les sciences et les arts
« auraient beaucoup perdu, si tous les grands
« hommes qui les ont cultivés avaient abrégé
« leurs jours de dix ans. »

Je partage entièrement sur ce point, que *les esprits se perfectionnent à mesure que les corps vieillissent*, l'avis de Cornaro : chaque âge a une force d'esprit qui lui est propre. Il est des découvertes que fait un jeune homme ; il en est d'autres que ne peut faire qu'un homme d'un âge mûr. Galilée découvre, à dix-huit ou vingt ans, l'égale durée des oscillations du pendule[1] ;

[1] « Ce fut en 1582, et à l'âge de dix-huit ou vingt ans,
« que Galilée fit la première et l'une de ses plus belles dé-
« couvertes. Se trouvant un jour dans l'église métropoli-
« taine de Pise, il remarqua le mouvement réglé et pé-
« riodique d'une lampe suspendue au haut de la voûte. Il
« reconnut l'égale durée de ses oscillations, et la confirma

Pecquet découvre, étant encore sur les bancs de l'école, *le réservoir* qui porte son nom, *le réservoir du chyle*. Harvey avait cinquante ans, lorsqu'il publia le plus beau livre de la physiologie moderne, son livre sur la *circulation du sang*; Buffon en avait soixante et onze, lorsqu'il écrivit le plus parfait de ses ouvrages, les *Époques de la nature*.

On conçoit très-bien qu'un jeune homme découvre un fait inattendu, imprévu, brillant : car que faut-il pour cela ? Une pénétration prompte, une illumination soudaine, et c'est ce qu'a la jeunesse. Mais pour découvrir, par exemple, la *circulation du sang*, résultat compliqué d'une foule de faits divers, il fallait une capacité d'attention, de méditation, une puissance de combinaison qui n'appartiennent qu'à l'âge mûr.

L'esprit de l'homme est un et multiple. Il est

« par des expériences réitérées. Aussitôt il comprit quel « pouvait être l'usage de ce phénomène pour la mesure exacte du temps; et cette idée ne lui étant pas sortie de la mémoire, il en fit usage cinquante ans après pour l[a] « construction d'une horloge destinée aux observations [as]« tronomiques. (Biot, art. *Galilée* de la *Biogr. univ.*)

un par son essence, il est multiple par ses facultés. Et le développement de ces facultés n'est pas simultané, il est successif. Celles qui dominent à un âge ne sont pas celles qui domineront à un autre. Qui suivrait, sous ce point de vue, le jeu de nos facultés dans les écrivains qui ont longtemps vécu et longtemps écrit, dans un Bossuet, dans Fontenelle, dans Voltaire, les verrait se succéder les unes aux autres ; il verrait que, tandis que quelques-unes s'affaiblissent, d'autres s'élèvent ; et peut-être ne trouverait-il pas que celles qui s'élèvent dans la vieillesse fussent les moins précieuses.

Le livre de Cornaro se compose de quatre *Discours*[1]. Le troisième a pour titre particulier : *Lettre à Monseigneur Barbaro, patriarche d'Aquilée*, et commence par ces mots : « Il faut « avouer que l'esprit de l'homme est l'un des « plus sublimes ouvrages de la divinité. »

[1] Publiés d'abord isolément, ces quatre *Discours* furent ensuite reunis sous le titre collectif de *Discorsi della vita sobria*, etc. La première édition, composée de trois *Discours*, parut en 1558 à Padoue.

Il écrivit le premier à 83 ans, le second à 86, le troisième à 91 et le quatrième à 95. Ils ne sont guère, tous les quatre, que la répétition l'un de l'autre ; mais cette répétition ne fatigue point ; car, comme il s'agit de prouver que de *la sobriété* dépend *la durée de la vie*, plus le livre se répète et dure, plus il prouve.

L'auteur lui-même dit, avec grâce, dans sa *Lettre à Barbaro* : « Il est vrai que je ne vous « dirai rien de nouveau quant au sujet, mais « je ne vous l'ai jamais dit à 91 ans. »

En effet, dire à 91 ans : « Je vous apprendrai « donc que ces jours passés, quelques docteurs « de notre université, tant médecins que phi- « losophes, sont venus s'informer à moi de la « manière dont je me nourris, et qu'ils ont été « bien surpris de voir que je suis encore plein « de vigueur et de santé, que tous mes sens « sont parfaits, que ma mémoire, mon cœur, « mon jugement, le son de ma voix, mes dents « n'ont pas changé depuis ma jeunesse, que « j'écris de ma main sept ou huit heures par « jour, et que je passe le reste de ma journée à « me promener de mon pied, et à prendre tous

« les plaisirs permis à un honnête homme, « jusqu'à la musique où je fais très-bien ma « partie. Ah ! que vous trouveriez ma voix belle, « si vous m'entendiez chanter les louanges de « Dieu au son de ma lyre;... » dire cela à 91 ans prouve plus que de le dire à 86 ou 85, et le répéter à 95 prouve bien plus encore.

Au reste, Cornaro aurait pu le répéter à cent. Une de ses petites-nièces, religieuse de Padoue, nous dit, dans une *Notice* qu'elle a consacrée à son oncle, « qu'il se conserva sain et même « vigoureux jusqu'à cent ans... Son esprit, « continue-t-elle, ne diminua point ; il n'eut « jamais besoin de lunettes, il ne devint point « sourd. Et, ce qui n'est pas moins véritable que « difficile à croire, sa voix se conserva si forte « et si harmonieuse, que, sur la fin de ses jours, « il chantait avec autant d'agrément qu'il fai- « sait à vingt ans. »

Cornaro mourut le 26 avril 1566. Je n'ai pu trouver la date précise de sa naissance. La *Biographie universelle* le fait naître en 1467. A ce compte, il n'aurait pas tout à fait vécu cent ans. La *Notice*, écrite par sa nièce, dit positivement *cent ans;* une autre *Notice* dit *plus de cent ans;* une troisième dit *cent cinq*.

Il était né à Venise d'une famille illustre à qui Venise a dû trois doges, l'île de Chypre une reine, Catherine Cornaro, et l'Italie une de ses femmes les plus célèbres par la science, Hélène Cornaro dell' Episcopia, qui prit solennellement, en 1678, le bonnet de docteur en philosophie dans la cathédrale de Padoue.

Enveloppé dans la disgrâce d'un de ses parents, il fut exclu, non de la ville, mais des emplois de Venise. Il quitta, de lui-même, Venise, et fut habiter Padoue. « Je loge, dit-il, « dans une maison qui, outre qu'elle est bâtie « dans le plus beau quartier de Padoue, peut « être considérée comme une des plus commo- « des de la ville. Je m'y suis fait construire des « appartements d'hiver et d'été qui m'offrent « un asile inviolable contre le grand froid et « contre le grand chaud. Je me promène dans « mon jardin, le long de mon ruisseau, près de « mes espaliers... »

Tel fut Cornaro. Son livre nous offrira toujours un exemple utile de ce que peut une intelligente conduite pour la durée de la vie. Je dis une *intelligente conduite* : en effet, la sobriété, presque excessive, qu'il s'était imposée, il ne l'a suivie que parce qu'elle lui convenait ; il ne l'impose point aux autres. Il était trop sensé pour cela. « Je mange très-peu, dit-il, parce « que mon estomac est délicat, et je m'abstiens « de certains mets, parce qu'ils me sont contrai- « res. Ceux à qui ils ne nuisent point ne sont « pas obligés de s'en priver ; il leur est permis « de s'en servir ; mais ils doivent s'abstenir de « manger trop de ce qui leur est bon...»

Le plus compétent sur ce point des commentateurs de Cornaro, Ramazzini, cet excellent médecin, dit très-judicieusement : « Ce serait « être trop sévère que de prescrire de pareilles « règles aux personnes qui jouissent d'une santé « parfaite; ce ne serait pas même un bien pour le « public. Que l'on oblige à cela les vieillards, « après qu'ils auront eu passé la meilleure partie « de leur vie au service de la république ; mais il « n'est pas juste de comprendre dans ces obser- « vations les jeunes gens... Comment pourront- « ils servir leur prince et leur patrie, soit dans

« les armées, soit dans les ambassades, où il « faut endurer la fatigue des voyages?... Com- « ment un médecin pourra-t-il visiter tous les « jours ses malades? Comment un avocat pourra- « t-il suffire à sa charge?... » « Si quelqu'un, » dit encore Ramazzini, « me demandait de quels « aliments il devrait user, en quelle quantité, et « en quels temps il devrait les prendre pour se « maintenir en santé, je le renverrais à son esto- « mac, qui est sans doute plus capable que qui « que ce soit de lui donner là-dessus un bon « conseil. »

Puisque je viens de citer Ramazzini, je ne puis passer sous silence une phrase de son Commentaire, qui a grand besoin, à son tour, d'être commentée. Il appelle, en un endroit, le livre d'Harvey sur la circulation, un *livre divin;* et ce n'est pas contre cet endroit-là, bien entendu, que je proteste; mais il dit ailleurs : « Les an- « ciens ont absolument ignoré la circulation « du sang, et nous avons l'obligation à Harvey, « le Démocrite anglais, de l'avoir le premier « publiée, après qu'il l'eut puisée dans ces deux « excellentes sources, Fabrice d'Acquapendente

« et Paul Sarpi, tous deux professeurs à Padoue, « qui en avaient fait tant d'expériences sur tou- « tes sortes d'animaux. »

Cette phrase, jetée en passant, et qui n'a pas une grande importance, surtout sous la plume d'un professeur de Padoue, comme l'était alors Ramazzini, m'a porté, toutefois, à faire quelques recherches nouvelles qui m'ont enfin permis de restituer à chacun, à Fabrice d'Acquapendente, à Harvey, à notre français Jean Pecquet, etc., ce qui lui appartient dans la grande découverte de la circulation du sang et du cours du chyle [1].

Je reviens à Cornaro. Une question que son livre soulève plus naturellement est celle de la durée de la vie humaine. Et, d'abord, y a-t-il un moyen de prolonger cette vie ? *De la prolonger*, c'est-à-dire de la faire aller aussi loin que le comporte la constitution de l'homme : oui, sans doute, il y en a un, et même il est très-sûr, et c'est celui que Cornaro vient de nous

[1] Voy. mon *Histoire de la découverte de la circulation du sang*. Paris, 1854.

donner, la *sobriété*, la raison en tout respectée, la bonne conduite. Mais *de la prolonger*, c'est-à-dire de la faire aller au delà du terme marqué par la constitution de l'homme : non, sans doute, il n'y en a point.

Cardan nous dit gravement que les arbres ne vivent plus longtemps que les animaux que parce qu'ils ne font pas d'exercice [1]. L'exercice accroît la transpiration ; la transpiration abrége la vie : pour vivre longtemps il n'y a donc qu'à ne pas bouger. On passe cela à Cardan. On passe plus difficilement à Bacon, le père de la philosophie expérimentale, la même idée, et les *onctions huileuses* qu'il conseille pour empêcher la transpiration. Maupertuis voulait que l'on se couvrît le corps de *poix*, et Voltaire se moquait de Maupertuis.

Chaque espèce d'animal a sa durée déterminée de vie. C'est ce que Buffon avait bien compris. Il a même cherché, et il est, je crois, le premier qui l'ait fait, la loi physiologique de cette durée. « Comme le cerf, dit-il, est cinq ou

[1] Cardan, *Plantæ cur animalibus diuturniores : De Subtilitate*, p. 826.

« six ans à croître, il vit aussi sept fois cinq ou « six ans, c'est-à-dire trente-cinq ou quarante ans. » Il dit ailleurs : « La durée de la vie peut « se mesurer en quelque façon par celle du « temps de l'accroissement. Un animal qui prend « en peu de temps tout son accroissement périt « beaucoup plus tôt qu'un autre auquel il faut « plus de temps pour croître. » Il dit de l'homme : « L'homme qui ne meurt point de mala- « dies vit partout quatre vingt-dix ou cent ans. »

Cornaro pensait, sur la durée de la vie de l'homme, comme Buffon, quoique par des raisons moins savantes. « Lorsque l'homme, » dit-il, « est parvenu à quarante ou cinquante « ans, il doit savoir qu'il est à la moitié de sa « vie. » — « J'ai la certitude, dit-il encore, « de vivre plus de cent ans. » Les gens *nés d'une bonne complexion* lui paraissent devoir aller *au moins jusqu'à six vingt ans*, et ce n'est que parce qu'il n'a pas été *aussi bien composé*, qu'il veut bien se réduire à n'espérer pas de vivre *guère plus d'un siècle*.

Il y aura bientôt une vingtaine d'années que

j'ai commencé une suite de recherches sur la loi physiologique de la durée de la vie, soit dans l'homme, soit dans quelques-uns de nos animaux domestiques. Le résultat le plus frappant de ce travail, ainsi qu'on le verra tout à l'heure[1], est celui-ci, savoir : que la durée normale de la vie de l'homme est d'un siècle.

Une *vie séculaire*, voilà donc ce que la Providence a voulu donner à l'homme. Peu d'hommes, il est vrai, arrivent à ce grand terme; mais aussi combien peu d'hommes font-ils ce qu'il faudrait faire pour y arriver! Avec nos mœurs, nos passions, nos misères, l'homme ne meurt pas, il se tue. « Quelle fureur! quelle folie! » pourrait s'écrier une fois encore Cornaro. Malgré cela, on voit des centenaires. On vit partout cent ans avec une bonne constitution, et même avec une mauvaise, témoin Fontenelle, Cornaro et d'autres. Haller, qui a rassemblé un grand nombre d'exemples de *longues vies*, en compte plus de mille de cent à cent dix ans; soixante, de cent dix à cent vingt;

[1] Dans le chapitre sur la *Longévité humaine*.

vingt-neuf, de cent vingt à cent trente ; quinze, de cent trente à cent quarante ; six, de cent quarante à cent cinquante; un de cent soixante-neuf.

L'homme veut d'abord la santé; il veut ensuite une longue vie. Il veut ces deux biens ; et, puisqu'il les veut, il faut lui redire sans cesse que c'est de lui qu'ils dépendent.

On ne peut guère parler de Cornaro, sans rappeler Lessius.

Lessius était un très-honnête et très-savant religieux hollandais, d'une constitution aussi faible que Cornaro, qui le lut, qui s'éprit de la *vie sobre*, qui la pratiqua, et qui fut récompensé, comme Cornaro, de cette pratique par une *vie longue*.

Voici comment Lessius lui-même nous conte la chose. « De savants médecins ne jugeaient « pas que je pusse vivre encore plus de deux « ans. Je me prescrivis un régime qui me « guérit de plusieurs maux... Dans ce même « temps, il me tomba entre les mains un écrit « sur la *Vie sobre*, composé par un Italien,

« homme qui avait une grande réputation,
« beaucoup de biens, et encore plus d'es-
« prit... »

Lessius lut cet écrit *avec un singulier plaisir*, nous dit-il, le traduisit en latin, et y mit, comme préface, un petit traité sur *les avantages de la sobriété*[1].

Ce traité a toutes les qualités sérieuses et sensées qu'on y pouvait désirer. Cela persuade moins que l'enthousiasme un peu poétique et l'expression finement animée d'une douce joie.

Cornaro finit ainsi son premier *Discours :*

« Telle est cette divine sobriété, amie de
« la nature, fille de la raison, sœur de la
« vertu, compagne d'une vie tempérée, mo-

[1] *Hygiasticon, seu de vera ratione valetudinis bonæ et vitæ, una cum sensuum, judicii et memoriæ integritate, ad extremam senectutem conservandæ*. Anvers, 1613. — On a traduit plusieurs fois en français Cornaro, et même Lessius. Voyez, sur cela, la *Biographie universelle*, article *Cornaro*. On a traduit aussi le *Commentaire de Cornaro*, par Ramazzini, avec deux autres ouvrages de ce dernier : *l'Art de conserver la santé des princes*, etc., et *l'Art de conserver la santé des religieuses*. Leyde, 1724. — Lessius, né (dans le Brabant) en 1554, mourut en 1623.

« deste, noble, réglée et nette dans ses œu-
« vres. Elle est comme la racine de la vie,
« de la santé, de la joie, de l'adresse, de la
« science et de toutes les actions dignes d'une
« âme bien née. Les lois divines et humaines
« la favorisent; devant elles fuient, comme
« autant de nuages chassés par le soleil, les
« dérèglements et les périls qu'ils entraînent.
« Sa beauté attire tout cœur élevé; sa pratique
« promet à tous une gracieuse et durable con-
« servation; enfin elle sait être l'aimable et
« bénigne gardienne de la vie, soit du riche,
« soit du pauvre : elle enseigne au riche la
« modestie, au pauvre l'épargne, au jeune
« homme l'espoir plus ferme et plus certain
« de vivre, au vieillard à se défendre de la
« mort. La sobriété purifie les sens, rend
« l'intelligence vive, l'esprit gai, la mémoire
« fidèle : par elle l'âme, presque dégagée de
« son poids terrestre, jouit d'une grande par-
« tie de sa liberté... »

Enfin, à 95 ans, les derniers mots de son quatrième et dernier *Discours* nous peignent encore sa naïve estime pour la *longue vie*.

« Je finis par déclarer que la grande vieil-
« lesse pouvant être si utile et si agréable aux
« hommes, j'aurais cru manquer de charité si
« je n'avais pris soin de leur apprendre par
« quel moyen ils peuvent prolonger leurs
« jours ; ... et aussi tout ce que vaut une féli-
« cité du sein de laquelle je ne cesserai point
« de leur crier : « Vivez, vivez longtemps ! »

II

DE LA VIEILLESSE

Je me propose d'étudier ici la vieillesse, sous les quatre rapports suivants : de la *physiologie*, de la *psychologie*, de la *pathologie* et de l'*hygiène*.

§ 1. — *Étude physiologique de la vieillesse.*

La vie de l'homme se partage en deux moitiés à peu près égales : l'une de croissance et l'autre de décroissance.

Chacune de ces deux moitiés se subdivise ensuite en deux autres; et de là les quatre âges de la vie : l'enfance, la jeunesse, l'âge viril et la vieillesse.

Enfin, chacun de ces âges se divise en deux âges. Il y a une première et une seconde enfance, une première et une seconde jeunesse, un premier et un second âge viril, une première et une dernière vieillesse.

Il n'est pas facile de déterminer la durée précise de chacun de ces âges et de ces sous-âges.

Je propose, toutefois, les durées suivantes : pour la première enfance, de la naissance à dix ans, c'est l'enfance proprement dite, et pour la seconde, de dix à vingt, c'est l'adolescence[1] ; pour la première jeunesse, de vingt à trente, et, pour la seconde, de trente à quarante ; pour le premier âge viril, de quarante à cinquante-cinq, et, pour le second, de cinquante-cinq à soixante-dix. L'âge viril, pris dans son ensemble, est l'époque forte, et, comme le mot le dit si bien, l'époque *virile* de la vie de l'homme. A soixante-dix ans commence la première vieillesse, qui s'étend jusqu'à quatre-vingt-cinq

[1] Ou la puberté. A rigoureusement parler, la puberté n'est qu'un phénomène, mais très-important, de l'adolescence.

ans, et à quatre-vingt-cinq ans commence la seconde et dernière vieillesse.

Ce qui rend difficile de marquer le terme où finit chaque âge, c'est qu'il n'y a point de repos, d'*arrêt* entre l'un et l'autre. Le passage de l'un à l'autre se fait par un progrès insensible. Vous regardez cette plante qui pousse, et vous voudriez la voir croître. Le mouvement est d'une continuité si parfaite, qu'il vous échappe. Laissez la plante pour quelques instants : quand vous reviendrez, vous la trouverez fort accrue.

On a comparé bien souvent la vie à un fleuve, parce qu'en effet nos années se suivent et s'écoulent comme les ondes. Un flux sans reflux nous emporte. « On ne jette point l'ancre « dans le fleuve de la vie, » a dit, d'une manière très-fine et avec un sens très-profond, Bernardin de Saint-Pierre.

Les anciens divisaient la vie par *septénaires*. C'était une suite de la fameuse doctrine des *crises*, où tout se réglait par le nombre sept.

Cette doctrine des crises était elle-même la suite d'une doctrine plus vieille encore : celle des *nombres*. L'idée absurde de l'efficacité propre des *nombres* a passé, de bonne heure, de la philosophie dans la médecine, et corrompu, dès l'abord, l'observation nette et sincère du rapport des temps et des crises. Au lieu de subordonner les jours aux crises, on a voulu subordonner les crises aux jours, aux jours prescrits par le système.

Il faut voir, dans Galien, toute la peine qu'il se donne pour en venir là ; et, comme le dit spirituellement Bordeu, pour sauver son septième jour. La doctrine dit que le malade doit mourir le sixième jour : il meurt le septième. Donc la doctrine a tort : point du tout ; c'est le malade, dont le tempérament a résisté plus qu'il ne fallait à la maladie.

Avant que Bordeu se moquât de Galien, Molière s'était moqué d'Hippocrate :

« M. Tomès. — Comment se porte le cocher « de votre maîtresse ?

« Lisette. — Fort bien, il est mort.

« M. Tomès. — Mort ?

« Lisette. — Oui...

« M. Tomès. — Cela est impossible. Hippo-

« crate dit que ces sortes de maladies ne se « terminent qu'au quatorze ou au vingt et un, « et il n'y a que six jours qu'il est tombé ma- « lade. »

Il y a dans la doctrine des crises un côté vrai, et très-vrai, car chaque maladie a sa marche réglée, son évolution ordonnée, sa terminaison marquée, après une durée fixe, et tout cela en vertu de la nature du mal, et non de l'efficacité propre des jours.

Le côté vrai de la doctrine en a fait subsister jusqu'à nous le côté chimérique. Cabanis divise encore la vie par périodes de sept années : l'enfance finit à sept ans, l'adolescence à quatorze, la jeunesse à vingt-huit, l'âge mûr à quarante-neuf, etc. Mais, dit bientôt Cabanis à propos de l'adolescence : « Elle se prolonge « souvent jusqu'à vingt et un ans[1]; » à propos de la jeunesse : « Le plus ordinairement, « ce n'est que vers trente-cinq ans qu'elle se « termine[2]; » à propos de l'âge mûr : « Souvent

[1] *Rapports du physique et du moral*, etc., t. I, p. 276. 2 edit.

« il se prolonge jusqu'à la cinquante-sixième « année[1], etc., etc. » Que fait ici Cabanis ? Il fait l'inverse de ce que Galien faisait tout à l'heure. Galien accommodait les observations à la doctrine; Cabanis accommode, autant qu'il peut, la doctrine aux observations.

Je prolonge la durée de la première enfance jusqu'à dix ans, parce que ce n'est que de neuf à dix ans que se termine la seconde dentition[2], et ce qu'on pourrait appeler la *période dentaire*.

Je prolonge l'adolescence jusqu'à vingt ans, parce que ce n'est qu'à vingt ans que se termine le développement des os, et par suite l'accroissement du corps en longueur.

Tant que les os ne sont pas réunis à leurs *épiphyses*, le corps grandit. Une fois les os et les *épiphyses* réunis, le corps ne grandit plus ; et c'est vers l'époque de vingt ans que cette réunion s'opère.

[1] *Rapports du physique et du moral*, etc., t. I, p. 295.

[2] A neuf ou dix ans, la *seconde dentition* n'est pas entièrement terminée; mais le grand effort de *dentition* est fait. — Il y a quatre dents qui ne paraîtront que beaucoup plus tard.

Enfin, je prolonge la jeunesse jusqu'à quarante ans, parce que ce n'est que vers quarante ans que se termine l'accroissement du corps en grosseur. Passé quarante ans, le corps ne grossit plus, à proprement parler ; l'augmentation de volume qui survient alors n'est point, en effet, un véritable développement organique ; ce n'est qu'une simple accumulation de graisse.

« Cette extension, dit très-bien Buffon, n'est « pas une continuation de développement ou « d'accroissement intérieur de chaque partie « par lesquels le corps continuerait de prendre « plus d'étendue dans toutes ses parties orga- « niques, et par conséquent plus de force et « d'activité ; mais c'est une simple addition de « matière surabondante qui enfle le volume du « corps et le charge d'un poids inutile. Cette « matière est la graisse... »

Après l'accroissement, ou, plus exactement, après le développement en longueur, après le développement en grosseur, j'en trouve encore un troisième, qui, à la vérité, n'est point indiqué par les physiologistes, mais qui ne m'en semble pas moins réel : je veux parler de ce travail intérieur, profond, qui agit dans le tissu le plus intime de nos parties, et qui, rendant toutes ces parties, plus achevées, plus fermes, rend aussi toutes les fonctions plus assurées et l'organisme entier plus complet.

Ce dernier travail, que j'appelle travail d'*invigoration*, se fait de quarante à cinquante-cinq ans ; et, une fois fait, il se maintient ensuite plus ou moins jusqu'à soixante-cinq ou soixante et dix ans.

A soixante et dix ans la vieillesse commence.

La vieillesse commence ; mais, physiologiquement parlant, que se passe-t-il alors à quoi je puisse reconnaître qu'elle commence ? Quel est le fait, quel est le caractère qui me la révèle? Telle est la première question que je me pose.

Les anciens physiologistes distinguaient avec grande raison, dans nos organes, deux espèces, ou plutôt deux provisions de forces : les forces en *réserve*, et les forces en *usage*, ou, comme ils disaient, *vires in posse et vires in actu*, ou, comme dit Barthez, les forces *radicales* et les forces *agissantes*.

Dans la jeunesse, il y a beaucoup de forces en réserve : c'est la diminution progressive de ce fonds disponible qui constitue le caractère physiologique de la vieillesse.

Tant que le vieillard n'emploie que ses forces *agissantes*, il ne s'aperçoit point qu'il ait rien perdu : pour peu qu'il dépasse la limite de ces forces usuelles et agissantes, il se sent fatigué, épuisé ; il sent qu'il n'a plus les ressources cachées, les forces réservées et surabondantes de la jeunesse.

« Quand on sait, dit M. Reveillé-Parise[1], « qu'il y a dans chacun de nos organes deux « forces particulières, bien que dans le fond « elles soient identiques, l'une journalière, ha- « bituelle, toujours employée, l'autre cachée, « en réserve, qui ne se déploie que dans les oc- « casions extraordinaires, on est certainement « conduit à ne jamais faire d'excès. C'est dans « ces excès, en effet, que l'emploi des forces « en réserve est nécessaire ; mais comme ces « forces ne se réparent qu'à la longue et diffi-

[1] Dans un ouvrage très-remarquable sur *la Vieillesse*, ouvrage que j'aurai souvent en vue dans ce chapitre.

« cilement, on conçoit qu'il ne faut y recourir « que le plus rarement possible ; et ceci est « surtout vrai pour le vieillard, dont l'orga- « nisme est affaibli par les années. »

Après avoir posé le caractère physiologique de la vieillesse, je me demande s'il est un organe déterminé par où l'on puisse dire qu'elle commence.

Selon M. Reveillé-Parise, la vieillesse commence par le poumon.

« Si l'on réfléchit, dit-il, que c'est du sang « que la vie tire les principes qui la main- « tiennent et la réparent, que plus le sang est « vigoureux, plastique, riche en principes ali- « biles, plus la vie organique s'accroît et se ma- « nifeste, et que l'organe de la sanguification, « de l'*hématose*, est l'organe respiratoire, on sera « forcé d'admettre l'opinion que l'âge du dé- « clin général commence avec le déclin du pou- « mon, que le premier est la conséquence du « dernier. »

« Cette vérité, ajoute-t-il, est tellement cer- « taine à mes yeux, que je suis dans la pleine, « dans l'entière conviction que le commence-

« ment de la période décroissante de l'économie
« est dans l'apparcil même de la respiration,
« en un mot, que c'est là l'origine première, le
« point de départ de la vieillesse. »

Je ne puis admettre cette opinion.

La vieillesse ne part pas d'un organe. Ce n'est point un phénomène local, c'est un phénomène général. Tous nos organes vieillissent. Il y a plus : ce n'est pas toujours sur le même organe que se font sentir les premiers effets de la vieillesse; c'est tantôt sur l'un, tantôt sur l'autre, selon la constitution individuelle. Ce qui est certain, c'est que le poumon est un des organes les plus importants, un de ceux dont la fonction est le plus immédiatement essentielle à la vie, et que plus un organe est important, plus son affaiblissement influe sur tous les autres.

Je me demande enfin quel est le mécanisme, le mode selon lequel la vieillesse s'opère.

La vie est un mouvement. Le principe de la vie, quelle qu'en soit la nature, est, éminemment et visiblement, un principe d'excitation, d'impulsion, une force motrice. « C'est se faire
« une idée fausse de la vie, dit G. Cuvier, que

« de la considérer comme un simple lien qui « retiendrait ensemble les éléments du corps « vivant, tandis qu'elle est, au contraire, un « ressort qui les meut et les transporte sans « cesse. » — « Ces éléments, ajoute-t-il, ne « conservent pas un instant les mêmes rapports « et les mêmes connexions, ou, en d'autres « termes, le corps vivant ne garde pas un in- « stant le même état et la même composition : » dernière phrase très-remarquable, surtout sous la plume d'un esprit si sûr, et qui n'est pourtant que l'énonciation nouvelle d'une idée fort ancienne dans la science.

Longtemps avant Cuvier, Leibnitz avait dit : « Notre corps est dans un flux perpétuel comme « une rivière, et des parties y entrent et en « sortent continuellement ; » et, longtemps avant Leibnitz, les physiologistes avaient comparé le corps humain au fameux *vaisseau de Thésée*, qui était toujours le même vaisseau, quoique, à force d'avoir été réparé, il n'eût plus une seule des pièces qui avaient servi à le construire[1]. La vérité est que l'idée de la réno-

[1] « On dit bien d'un individu, en particulier, qu'il vit et

vation continuelle de nos organes a toujours été dans la science, mais la vérité est aussi qu'elle y a toujours été contestée.

Je crois l'avoir prouvée dans ces derniers temps par des expériences directes.

J'ai fait voir que le mécanisme du développement des os consiste essentiellement dans une *mutation continuelle* de toutes les parties qui les composent. Cet os que je considère, et qui se développe, n'a plus en ce moment aucune des parties qu'il avait il y a quelque temps, et bientôt il n'aura plus aucune de celles qu'il a aujourd'hui. Et, dans tout ce mouvement perpétuel de matière, sa forme change très-peu. Là est une des premières et fondamentales lois qui régissent les organismes. Dans tout ce qui a vie, la forme est plus persistante que la matière.

« qu'il est le même, et l'on en parle comme d'un être iden-
« tique depuis sa première enfance jusqu'à sa vieillesse, et
cela sans considérer qu'il ne présente pas les mêmes par-
« ties, qu'il naît et se renouvelle sans cesse, et meurt sans
« cesse dans son ancien état, et dans les cheveux et dans la
« chair, et dans les os et dans le sang, en un mot, dans le
« corps tout entier. » Platon : *le Banquet* traduction de M. Cousin , p. 309.

Buffon l'avait déjà remarqué. « Ce qu'il y a, » dit-il, « de plus constant, de plus inaltérable « dans la nature, c'est l'empreinte ou le moule « de chaque espèce, tant dans les animaux que « dans les végétaux ; ce qu'il y a de plus variable « et de plus corruptible, c'est la substance qui « les compose. »

Georges Cuvier s'est plu à développer cette belle idée. « Dans les corps vivants, dit-il, « aucune molécule ne reste en place ; toutes « entrent et sortent successivement : la vie est « un tourbillon continuel, dont la direction, « toute compliquée qu'elle est, demeure tou- « jours constante, ainsi que l'espèce des molé- « cules qui y sont entraînées. mais non les « molécules individuelles elles-mêmes ; au con- « traire, la matière actuelle du corps vivant « n'y sera bientôt plus, et cependant elle est « dépositaire de la force qui contraindra la « matière future à marcher dans le même sens « qu'elle. Ainsi, la forme de ces corps leur est « plus essentielle que la matière, puisque celle- « ci change sans cesse, tandis que l'autre se « conserve. »

On peut dire que cette grande vue de la *mutation continuelle de la matière*, fruit d'une méditation abstraite plus encore que des faits mêmes pour Buffon et pour Cuvier, se convertit en un fait matériel, et d'une évidence frappante, dans mes expériences [1].

Si je considère, en effet, l'accroissement en grosseur sur un os d'un jeune animal qui, après avoir été soumis au *régime de la garance* [2] pendant un mois, a été rendu à la nourriture ordinaire pendant quelques mois, je vois à l'intérieur une couche rouge ; mais, avant que cette couche rouge se fût formée, il en existait une autre qui était blanche et qui a déjà disparu. Cette couche rouge, qui est à présent la plus ancienne, était donc naguère la plus nouvelle; et quand elle était la plus nouvelle, elle qui bientôt ne sera plus, toutes les couches blanches qui se sont formées depuis n'existaient pas encore.

[1] Voyez mon ouvrage intitulé : *Théorie expérimentale de la formation des os.*

[2] C'est-à-dire à l'usage d'une nourriture mêlée de garance.

L'accroissement en longueur me donne les mêmes faits, et peut-être de plus surprenants encore. Les extrémités de l'os (ce qu'on appelle ses *têtes*) changent complètement pendant qu'il s'accroît. En effet, la *tête* ou l'extrémité de l'os qui se trouvait au point où finit la couche rouge, et qui avait alors elle-même une couche rouge, n'est plus, elle a été absorbée ; et celle qui est maintenant n'existait pas alors, elle s'est formée depuis.

Tout change donc dans l'os pendant qu'il s'accroît. Toutes ses parties paraissent et disparaissent ; toutes sont successivement formées et résorbées, et chacune, comme le dit admirablement Cuvier, est *dépositaire*, tandis qu'elle existe, de la *force* qui *contraindra* celle qui lui succède, et *à marcher dans le même sens qu'elle*, et à revêtir sa forme.

Voltaire, dont l'esprit toujours éveillé saisit tout, redit tout, et ramène tout, autant qu'il peut, à ses vues, Voltaire nous dit, à propos du mot de Leibnitz que je citais tout à l'heure :
« Nous sommes réellement et physiquement
« comme un fleuve dont toutes les eaux cou-

« lent dans un flux perpétuel. C'est le même « fleuve par son lit, ses rives, sa source, son « embouchure, par tout ce qui n'est pas lui; « mais, changeant à tout moment son eau, qui « constitue son être; il n'y a nulle identité, nulle « mêmeté pour ce fleuve. »

Je réponds à Voltaire que cette dernière remarque, très-vraie pour le fleuve, ne le serait pas pour un corps vivant. Ce qui constitue l'*être* du corps vivant, et par suite son *identité*, sa *mêmeté*, est précisément ce qui ne change pas, c'est-à-dire sa *forme*, sa *force*, cette *force* dont la matière n'est que *dépositaire;* ce qui change est précisément ce qui n'est pas lui, c'est-à-dire la *matière*.

§ 2. — *Etude psychologique de la vieillesse.*

Il n'est personne qui n'ait lu et relu le *Traité de la vieillesse* de Cicéron, ce livre dont Montaigne disait : « Il donne appétit de vieillir. »

Un autre livre sur la vieillesse, dont l'effet est aussi très-persuasif, est celui de Louis Cornaro, de ce sage et aimable vieillard dont je viens de parler dans le précédent chapitre.

Le livre de Cicéron persuade, parce qu'il est écrit de main de maître, et sous l'inspiration d'une philosophie très-élevée. Celui de Cornaro persuade, parce qu'il est écrit par un homme qui a vécu cent ans, et toujours vif, toujours gai, toujours heureux de vivre. Ici le fait persuade encore plus que le livre.

Le côté moral est le beau côté de la vieillesse. Nous ne pouvons vieillir sans que notre physique y perde, mais aussi sans que notre moral y gagne[1] : c'est une noble compensation.

En lisant M. Reveillé-Parise, je vois avec plaisir que les *durées* qu'il assigne aux différents âges, guidé par la seule observation, se rapprochent beaucoup de celles auxquelles m'a conduit la physiologie. Nous différons seulement par le langage. « Dans la verte vieillesse, » dit-il, « ou de cinquante-cinq à soixante-quinze

[1] Dans un passage charmant d'une de ses *Lettres à Lucilius*, Sénèque lui parle ainsi de la vieillesse :

« Mon esprit ne se ressent pas des injures de l'âge ; il con-
« serve encore toute sa vigueur;... il me contredit sur la
« vieillesse, qu'il appelle sa fleur : *Hunc ait esse florem suum.*

Croyons-le, et qu'il jouisse de son bien ! (Lettre XXVI, *Éloge de la vieillesse.*)

« ans, et quelquefois au delà, la vie de l'esprit « a une étendue, une consistance, une solidité « remarquables ; c'est véritablement l'homme « ayant atteint toute la hauteur de ses facultés. » J'approuve tout cela : seulement je n'appelle point vieillesse l'âge qui commence à cinquante-cinq ans, et je prolonge jusqu'à quatre-vingts, et même jusqu'à quatre-vingt-cinq, ce que M. Reveillé-Parise appelle la *verte vieillesse*, et que j'appelle la *première vieillesse*.

M. Reveillé-Parise passe en revue, l'un après l'autre, les reproches que l'on adresse à la vieillesse, et il répond par ce qui prouve le mieux, par des exemples, par des faits.

On reproche aux vieillards de perdre jusqu'au goût des occupations qui leur avaient été les plus chères. M. Reveillé-Parise répond par l'exemple de Duverney, le fameux anatomiste du Jardin-Royal. « Il reprit à quatre-vingts ans, » dit Fontenelle, « des forces, de la jeunesse, « pour revenir dans nos assemblées, où il parla « avec toute la vivacité qu'on lui avait connue, « et qu'on n'attendait plus. Une grande passion « est une espèce d'âme immortelle à sa ma-

« nière, et presque indépendante des organes. »

On reproche aux vieillards de ne songer qu'au temps présent, qu'à eux, d'être indifférents sur tout ce qui doit suivre ; « et cependant, » dit très-bien M. Reveillé-Parise, « combien de vieil-« lards qui plantent l'arbre pour les générations « suivantes! »

Mes arrière-neveux me devront cet ombrage.

On reproche aux vieillards de manquer d'imagination, mais ils ont la raison. Et encore !

Voltaire n'avait guère, il est vrai, que *cinquante ans*, lorsqu'il écrivait ces vers charmants :

Si vous voulez que j'aime encore,
Rendez-moi l'âge des amours,
etc.

Mais il en avait *soixante et dix-huit* lorsqu'il écrivait ceux-ci où brille un tact philosophique si parfait :

Lorsque le seul puissant, le seul grand, le seul sage,

. . . .

Descartes prit sa place avec quelque fracas,
Cherchant un tourbillon qu'il ne rencontrait pas,

. . . .

La Fontaine n'avait guère, il est vrai, que *cinquante ans*, lorsqu'il écrivait ces vers heureux :

Tircis disait un jour à la jeune Amarante,
etc.

Mais il en avait plus de *soixante et treize*, lorsqu'il écrivait ces vers encore si jeunes :

A qui donner le prix? Au cœur si l'on m'en croit.
Que n'ose et que ne peut l'amitié violente?
Cet autre sentiment que l'on appelle amour
Mérite moins d'honneur; cependant chaque jour
Je le célèbre et je le chante.

Mais, me dira-t-on, ce que vous me citez là, ce sont des exceptions. Point du tout, ce ne sont pas des exceptions, ce sont des révélations. Ce qui est ici l'exception, c'est le talent, ce grand révélateur des forces secrètes et des trésors cachés de l'esprit humain.

L'observation fine et suivie de ces *révélations* nous donnerait la *psychologie de la vieillesse*. La *psychologie des âges* est toute à faire: travail important, mais difficile, et qui demandera une analyse aussi attentive que délicate.

M. Reveillé-Parise a beaucoup observé, mais il observait plus sous le rapport moral que sous le rapport précisément psychologique. Je remarque, dans son livre, les traits suivants : « Le « vieillard sourit quelquefois, bien rarement il « rit. — La bonté, cette grâce de la vieillesse, « se trouve souvent sous des dehors graves et « sévères ; car la première vient du cœur, et les « seconds de l'être physique qui s'est affaibli. — « La patience est le privilége de la vieillesse. « Un grand avantage de l'homme qui a vécu, « c'est qu'il sait attendre. — Tout est soumis « chez le vieillard à la réflexion, etc. »

Je m'arrête à cette dernière observation, qui est toute psychologique. L'esprit a deux grands ressorts d'action : l'attention et la réflexion. Dans la jeunesse, l'attention vive, mobile, toujours pressée, se répand sur tout ; mais la réflexion manque. Dans l'âge mûr, l'attention et la réflexion s'unissent ensemble, et c'est ce qui fait la force de l'âge mûr. Dans la vieillesse, l'attention fuit, mais la réflexion s'accroît ; la vieillesse est l'âge où le cœur humain se replie sur lui-même et se sait le mieux.

Je trouve dans Buffon, et dans un lieu certes où je ne l'eusse point cherchée, dans une de ces *ad itions*, si souvent inutiles, dont il surcharge ses volumes, une page sur la vieillesse qui est d'une rare beauté.

Lorsque je lis Cicéron, je m'aperçois trop qu'il a pris pour thème de louer la vieillesse. En louant la vieillesse, Cornaro se loue, et cela fait que je me tiens sur mes gardes. Je trouve dans Buffon un auteur plus désintéressé, plus libre. Il n'avait que *soixante et dix ans* (pour Buffon, c'était être jeune), quand il écrivait le passage que l'on va lire ; il était dans toute la santé, dans toute la force du corps et de l'esprit, et ce qui, dans ce cas particulier, dit plus encore, du talent : ce talent montait, et devait bientôt s'elever jusqu'à l'ouvrage le plus admirable de Buffon, jusqu'aux *Époques de la nature*. Aussi Buffon appelle-t-il nettement la vieillesse *un préjugé*[1], mot caractéristique.

Mais ce n'est pas tout. Sans *notre arithmé-*

[1] « Le philosophe doit regarder la vieillesse comme un « préjugé. »

tique, nous ne saurions pas, selon Buffon, que nous vieillissons. « Les animaux, dit-il, ne le « savent point; ce n'est que par notre arithmé-« tique que nous en jugeons autrement. »

Voici le passage que je viens d'annoncer. On remarquera que Buffon s'y anime, s'y met en scène, y parle, y gourmande les jeunes gens, ces jeunes gens toujours si prompts à se croire et à se donner en tout l'avantage.

« Chaque jour que je me lève en bonne « santé, » leur dit Buffon, « n'ai-je pas la jouis-« sance de ce jour aussi présente, aussi plé-« nière que la vôtre ? Si je conforme mes mou-« vements, mes appétits, mes désirs, aux seules « impulsions de la sage nature, ne suis-je pas « aussi sage et plus heureux que vous? Et la « vue du passé, qui cause les regrets des vieux « fous, ne m'offre-t-elle pas, au contraire, des « jouissances de mémoire, des tableaux agréa-« bles, des images précieuses qui valent bien vos « objets de plaisir ? car elles sont douces, ces « images; elles sont pures, elles ne portent « dans l'âme qu'un souvenir aimable; les in-« quiétudes, les chagrins, toute la triste cohorte

« qui accompagne vos jouissances de jeunesse,
« disparaissent dans le tableau qui me les re-
« présente ; les regrets doivent disparaître de
« même : ils ne sont que les derniers élans de
« cette folle vanité qui ne vieillit jamais.

« N'oublions pas un autre avantage, ou du
« moins une forte compensation, pour le bon-
« heur de l'âge avancé ; c'est qu'il y a plus de
« gain au moral que de perte au physique :
« tout au moral est acquis ; et, si quelque chose
« au physique est perdu, on en est pleine-
« ment dédommagé. Quelqu'un demandait au
« philosophe Fontenelle, âgé de quatre-vingt-
« quinze ans, quelles étaient les vingt années de
« sa vie qu'il regrettait le plus : il répondit
« qu'il regrettait peu de chose ; que, néan-
« moins, l'âge où il avait été le plus heureux
« était de cinquante-cinq à soixante-quinze ans.
« Il fit cet aveu de bonne foi, et il prouva son
« dire par des vérités sensibles et consolantes.
« A cinquante-cinq ans la fortune est établie,
« la réputation faite, la considération obtenue,
« l'état de la vie fixe, les prétentions évanouies
« ou remplies, les projets avortés ou mûris, la

« plupart des passions calmées ou du moins
« refroidies, la carrière à peu près remplie
« pour les travaux que chaque homme doit à
« la société, moins d'ennemis ou plutôt moins
« d'envieux nuisibles, parce que le contre-poids
« du mérite est connu par la voix du pu-
« blic, etc., etc. »

Dans mes lectures de Buffon, je suis toujours frappé du ton de respect avec lequel il cite Fontenelle, et il le cite souvent. Quelquefois même il le reproduit sans le citer, mais à une certaine allure plus dégagée, plus vive, moins solennelle, on reconnaît bien vite l'auteur des *Éloges*. *Incessu patuit*...

« Tout, conclut Buffon, tout concourt dans
« le moral à l'avantage de l'âge : » vérité qui paraîtra bien plus clairement encore, si l'on rapproche de ce tableau si reposé de la vieillesse cet autre tableau si troublé de l'âge viril, que Buffon a tracé ailleurs, et que chacun connaît :

« C'est à cet âge que naissent les soucis et
« que la vie est plus contentieuse ; car on a
« pris un état, c'est-à-dire qu'on est entré par

« hasard ou par choix dans une carrière qu'il « est toujours honteux de ne pas fournir, et « souvent très-dangereux de remplir avec éclat. « On marche donc entre deux écueils égale- « ment formidables... La gloire, ce puissant « mobile de toutes les grandes âmes, et qu'on « voyait de loin comme un but éclatant qu'on « s'efforçait d'atteindre par des actions bril- « lantes et des travaux utiles, n'est plus qu'un « objet sans attraits pour ceux qui en ont ap- « proché, et un fantôme vain et trompeur pour « les autres qui sont restés dans l'éloigne- « ment. »

§ 3. — *Étude pathologique de la vieillesse.*

De même que les anciens physiologistes distinguaient les forces *en réserve* des forces *en usage*[1], les anciens médecins, par un démêlement tout semblable, distinguaient les forces

[1] « Dans le système entier des forces du principe vital, il faut distinguer, et les forces que ce principe fait *agir* à « chaque instant dans tous les organes, et les forces *radi- « cales*, ou qu'il a en *puissance* pour continuer l'emploi na- « turel de ses forces *agissantes*. » Barthez.

opprimées des forces *résoutes*, l'*oppression* de la *résolution* des forces.

Dans les maladies de la jeunesse, le cas dominant est l'*oppression* des forces; et c'est alors qu'il faut saigner : à mesure que le sang coule, les forces *opprimées* se relèvent[1].

Dans les maladies de la vieillesse, le cas dominant est la *résolution* des forces; et c'est alors qu'il faut éviter, du moins en général, d'employer la saignée.

Souvent la position toute particulière d'un auteur décide du tour que prend son système. Pinel, le novateur timide de notre époque, était le médecin de la *vieillesse* à la Salpêtrière, lorsqu'il faisait une règle générale de ne point saigner; et Broussais, le novateur hardi de notre époque, était le médecin de nos jeunes et vigoureux soldats, au Val-de-Grâce, quand il faisait une règle générale de saigner toujours.

[1] « Il est très-important de distinguer l'état de *résolu-*
« *tion* des forces d'avec l'état de simple *oppression*, d'autant
« que, dans cette *oppression*, des évacuations convenables
« développent souvent très-promptement l'action des forces
« *radicales* que l'on croyait éteintes. » (Barthez.

« N'oublions pas surtout d'insister, » dit M. Reveillé-Parise, « sur ce principe fondamental « que la force inconnue de la vie, *vis abdita* « *quædam*, diminue de plus en plus par les « progrès de l'âge..... » — « Tel médecin perd « moins de malades qu'un autre, parce qu'il « connaît à fond la constitution sénile dans « son ensemble et dans ses modifications indi- « viduelles. »

« Il est, ajoute-t-il très-sensément, des méde- « cins qui s'occupent exclusivement des mala- « dies de l'enfance; pourquoi n'en existerait-il « pas également pour les maladies de la vieil- « lesse? Ces dernières n'ont-elles pas un cachet « propre et qui demande aussi des modifications « spéciales de traitement et une expérience « particulière? »

« Nous vivons de nos forces, » disait Galien[1]. « — Tant que nos forces sont entières, » disait-il encore, « nous résistons à tout : quand elles sont « affaiblies, un rien nous offense[2]. »

[1] Ex viribus vivimus. — *Method. medend.*, lib. IX, p. 59. Venetiis, apud Juntas, 1597.)

[2] Vires, ubi valentes sunt, omnia contemnunt ac tolerant,

Et puisque j'en suis à citer Galien, je ne puis omettre, dans un chapitre sur *la vieillesse*, de rappeler que, lorsqu'il parle d'Hippocrate, pour peindre d'un mot l'homme en qui résidait le type, à ses yeux le plus accompli d'une sagesse lentement mûrie et de l'expérience la plus consommée, il l'appelle simplement *le vieillard*[1].

§ 4. — *Étude hygiénique de la vieillesse.*

Le chapitre de l'*hygiène* sera toujours le chapitre le plus important d'un livre sur la vieillesse, et l'article de la *longévité* sera toujours l'article le plus intéressant de ce chapitre.

Hufeland intitule tout simplement son livre : *L'art de prolonger la vie humaine;* Cornaro intitule le sien : *De la vie sobre;* mais il ajoute : *moyen assuré d'une longue vie.* Enfin, M. Reveillé-Parise définit l'*hygiène* : *l'art d'éva-*

ubi infirmæ sunt redditæ, vel absquovis offenduntur. (*Ibid.*, lib. X, p. 63.

[1] Habet autem *Senis* dictionis series hoc modo... *De diffic. resp.*, p. 74.) — Et in alio opere recte arbitror a *Sene* dictum... (*Method. medend.*, lib. XI, p. 71.)

luer les forces, de les exciter et de les soutenir, de manière à conserver la vie le plus possible, le mieux possible et le plus longtemps possible. C'est parler clairement.

Voyons donc les règles de cet art précieux. M. Reveillé-Parise les expose au nombre de quatre :

La première est de *savoir être vieux.* « Peu « de gens savent être vieux, » a dit la Rochefoucauld.

Qui n'a pas l'esprit de son âge
De son âge a tout le malheur,

a dit Voltaire. Première règle plus philosophique que médicale, et qui peut-être n'en vaut pas moins.

La seconde règle est de *se bien connaître soi-même;* et ceci est encore un précepte de philosophie appliqué à la médecine. « Pourquoi, dit à cette occasion M. Reveillé-Parise, « la philosophie et la médecine ont-elles tant « de rapports? C'est que le bonheur et la santé « sont, pour ainsi dire, solidaires et inséparables. »

La troisième règle est de *disposer convenablement la vie habituelle.* C'est, en effet, l'ensemble des bonnes habitudes physiques qui fait la santé, comme c'est l'ensemble des bonnes habitudes morales qui fait le bonheur. Les vieillards qui font tous les jours la même chose, et avec la même modération, le même goût, vivent toujours : *Mon miracle est d'exister*, disait Voltaire. Et si *la folle vanité, qui ne vieillit jamais*[1], ne lui eût pas fait faire, à quatre-vingt-quatre ans, le voyage peu raisonnable de Paris, son *miracle* aurait duré un siècle, comme celui de Fontenelle.

« On ne saurait croire, dit M. Reveillé-Parise, « combien une petite santé, bien conduite, peu « aller loin. »

« User de ce qu'on a, et agir en tout selon « ses forces, telle est la règle du sage, » disait Cicéron[2].

La quatrième règle est de *combattre toute maladie dès son origine.* On l'a déjà vu : dans la jeunesse, la vie est comme doublée d'une

[1] Selon le mot de Buffon. — Voyez, ci-devant, p. 61.
[2] *De Senectute.*

autre vie; sous la vie *en acte*, il y a la vie *en puissance*. Dans la vieillesse, il n'y a qu'une vie; et c'est pourquoi il faut couper court à tout ce qui épuise cette vie, sous laquelle il n'y en a point d'autre.

Voilà les quatre *règles fondamentales* (comme il les appelle) de M. Reveillé-Parise. Avec ces quatre règles théoriques et tout ce qu'il en déduit de conseils pratiques sur le *régime*, sur l'*exercice*, sur la *température*, etc., que vivra-t-on? On ne vivra pas plus que sa vie, mais *on vivra toute sa vie*, c'est-à-dire tout ce que permet d'espérer la constitution particulière de chaque *individu*, combinée avec les lois générales de la constitution de l'*espèce*.

III

DE LA LONGÉVITÉ HUMAINE.

Quelle est la durée naturelle, ordinaire, normale, de la vie de l'homme? Telle est la question que je me propose d'examiner dans ce chapitre.

« L'homme qui ne meurt pas de maladies « accidentelles, dit Buffon, vit partout quatre-« vingt-dix ou cent ans[1].

« Si l'on fait réflexion, ajoute-t-il, que l'Eu-« ropéen, le Nègre, le Chinois, l'Américain, « l'homme policé, l'homme sauvage, le riche,

[1] T. II, p. 76. — J'avertis que je cite toujours mon édition de Buffon. Le lecteur y trouvera plus d'une note qui se rapporte au sujet que je traite dans ce chapitre.

« le pauvre, l'habitant de la ville; celui de la « campagne, si différents entre eux par tout le « reste, se ressemblent à cet égard, et n'ont « chacun que la même mesure, le même inter- « valle de temps à parcourir depuis la nais- « sance jusqu'à la mort, que la différence des « races, des climats, des nourritures, des com- « modités, n'en fait aucune à la durée de la « vie,... on reconnaîtra que la durée de la vie « ne dépend ni des habitudes, ni des mœurs, « ni de la qualité des aliments, que rien ne « peut changer les lois de la mécanique qui « règlent le nombre de nos années[1]... »

Buffon a raison. La durée de la vie ne dépend ni du climat, ni de la nourriture, ni de la race; elle ne dépend de rien d'extérieur; elle ne dépend que de la constitution intime, et, si je puis ainsi parler, que de la vertu intrinsèque de nos organes.

Tout, dans l'économie animale, est soumis à des lois fixes.

Chaque espèce a sa taille distincte. Le *chat*

[1] T. II, p. 76.

et le *tigre* sont deux espèces très-voisines, très-semblables par leur organisation tout entière; cependant le *chat* garde toujours sa taille de *chat*, et le *tigre* sa taille de *tigre*.

Chaque espèce a sa durée déterminée de *gestation*. Dans l'espèce du *lapin*, la gestation dure 30 jours ; dans celle du *cochon* d'*Inde*, 60 ; la *chatte* porte 56 jours; la *chienne*, 64 ; la *lionne*, 108 ; etc., etc.

Nous verrons tout à l'heure que chaque espèce a sa durée particulière d'*accroissement*.

Comment donc, si toutes ces choses : la taille, la gestation, l'accroissement, etc., ont leur durée réglée et marquée, la *vie* n'aurait-elle pas aussi la sienne?

Buffon a également raison, lorsqu'il dit que la durée naturelle de la vie de l'homme est de quatre-vingt-dix ou cent ans. Nous voyons tous les jours des hommes qui vivent quatre-vingt-dix et cent ans. Je sais bien que le nombre de ceux qui vont jusque-là est petit, relativement au nombre de ceux qui n'y vont pas; mais enfin, on y va. Et de ce qu'on y va quelquefois, il est très-permis de conclure qu'on y irait plus souvent, qu'on y irait souvent, si des circonstances accidentelles et extrinsèques, si des causes *troublantes* ne venaient à s'y opposer.

La plupart des hommes meurent de maladies ; très-peu meurent de vieillesse proprement dite. L'homme s'est fait un genre de vie artificiel, où le moral est plus souvent malade que le physique, et où le physique même est plus souvent malade qu'il ne le serait dans un ordre d'habitudes plus sereines, plus calmes, plus constamment et plus judicieusement laborieuses. « L'homme périt à tout âge, dit Buffon, « au lieu que les animaux semblent parcourir « d'un pas égal et ferme l'espace de la vie... « Les passions et les malheurs qu'elles entraînent influent sur la santé et dérangent les « principes qui nous animent ; si l'on obser« vait les hommes, on verrait que presque tous « mènent une vie timide et contentieuse, et que « la plupart meurent de chagrin[1]. »

Nous venons de voir l'opinion de Buffon. De Buffon, passons à Haller. Au jugement du

[1] T II, p. 334.

naturaliste, joignons le jugement du physiologiste.

« L'homme doit être placé, dit Haller, parmi « les animaux qui vivent le plus longtemps, ce « qui rend bien injustes nos plaintes sur la briè- « veté de la vie[1]. »

Il se demande d'abord quelle peut être la limite extrême de la vie de l'homme; et son avis est que l'homme ne vit guère moins de deux siècles : *Non citrà alterum seculum ultimus terminus vitæ humanæ subsistit*, dit-il[2].

Il avait rassemblé, comme je l'ai déjà dit[3], un grand nombre d'exemples de *longues vies*. Les deux exemples extrêmes sont celui de 152 ans et celui de 169.

Je m'arrête un moment à l'exemple de cent cinquante-deux ans, parce qu'il ne peut être révoqué en doute : il eut pour témoin Harvey.

Thomas Parr était du comté de Shrop, sur les confins du pays de Galles. Devenu fameux

[1] *Elementa physiologiæ*, t. VIII, lib. XXX, p. 95.
[2] *Ibid.*, t. VIII, lib. XXX, p. 96.
[3] Page 33.

par son grand âge, le roi Charles Ier désira le voir. On le fit venir à la cour; et là, pour lui faire fête, on le fit trop manger : il mourut d'indigestion. Harvey le disséqua. Tous ses viscères étaient parfaitement sains; les cartilages de ses côtes n'étaient pas ossifiés, etc.; il aurait pu vivre encore plusieurs années : il était mort *d'accident*.

Haller se demande ensuite quelle est la durée naturelle, c'est-à-dire régulière, normale, de la vie de l'homme; il accumule les faits, et finit par conclure que cela n'est pas facile à dire : *Annos definire*, dit-il, *erit difficilius*[1].

Haller avait prodigieusement lu; il cite beaucoup et décide peu.

Buffon avait peu lu : il se borne, en chaque genre, à deux ou trois auteurs principaux. En revanche, il leur prend tout : il cherche plus à penser qu'à s'instruire; il étudie moins qu'il n'imagine, mais il a du coup d'œil, de l'élan, de la décision, de la hardiesse, toutes choses

[1] *Elementa physiologiæ*, t. VIII, lib. XXX, p. 96.

qui s'obscurcissent et s'effacent de plus en plus dans le savant Haller, à mesure qu'il étend son érudition et multiplie ses lectures.

Haller et Buffon admettent tous deux la possibilité des *longues vies* d'avant le déluge. Le fait admis, Buffon se hâte de l'expliquer par un système; Haller se borne à citer le système de Buffon et celui de quelques autres.

On connaît le système de Buffon.

Avant le déluge, la terre était moins solide et moins compacte qu'elle ne l'est aujourd'hui, « parce que la gravité n'agissait que depuis peu « de temps; » la terre étant moins solide, toutes ses productions avaient moins de consistance; le corps de l'homme, en particulier, était plus ductile, plus souple, plus susceptible d'extension; il pouvait donc croître pendant plus longtemps : l'homme n'arrivait à la puberté qu'à cent trente ans, au lieu d'y arriver à quatorze; et dès lors tout se concilie, car en multipliant ces deux nombres, cent trente et quatorze, par le même nombre, c'est-à-dire par 7, « on « voit, dit Buffon, que la vie des hommes d'au- « jourd'hui étant de quatre-vingt-dix-huit ans,

« celle des hommes d'alors devait être de neuf « cent dix ans[1]. »

Ce qu'il y a de singulier, c'est que Buffon, qui donne ici sérieusement ce système, parce qu'il le donne comme de lui, s'en était moqué dans Woodward, de qui il le tire.

« Quand on demande à cet auteur, » dit Buffon, « comment toute la terre a pu être dissoute, « il répond qu'il n'y a qu'à imaginer que dans « le temps du déluge la force de la gravité et « de la cohérence de la matière a cessé tout à « coup... Mais, lui dit-on, si la force qui tient « unies les parties de la matière a cessé, pour- « quoi les coquilles n'ont-elles pas été dissoutes « comme tout le reste?... Il n'y a, répond-il, « qu'à supposer que la force de la gravité et de « la cohérence n'a pas cessé entièrement, mais « seulement qu'elle a diminué assez pour désu- « nir toutes les parties des minéraux, mais pas « assez pour désunir celles des animaux[2]... »

Vers le milieu du dernier siècle, au moment où l'on jouissait le plus doucement de tous les

[1] T. II, p. 76.
[2] T. I, p. 98

bienfaits de la vie civilisée, on se prit d'enthousiasme pour la vie sauvage.

Jean-Jacques Rousseau s'écria qu'il fallait *arracher les pieux*, *combler les fossés*, et revenir bien vite à la condition des bêtes, qui *ne craignent que la douleur et la faim*[1]. Diderot et Jean-Jacques Rousseau en dirent bien d'autres. On peut du moins citer ce que disait Buffon :

« Un sauvage absolument sauvage, tel que « l'enfant élevé avec les ours dont parle Connor, « le jeune homme trouvé dans les forêts de « Hanovre, etc., seraient un spectacle curieux « pour un philosophe : il pourrait, en obser- « vant son sauvage, évaluer au juste la force « des appétits de la nature ; il y verrait l'âme à « découvert, il en distinguerait tous les mou- « vements naturels, et peut-être y reconnaîtrait- « il plus de douceur, de tranquillité et de calme « que dans la sienne, peut-être verrait-il claire- « ment que la vertu appartient à l'homme sau- « vage plus qu'à l'homme civilisé, et que le vice « n'a pris naissance que dans la société[2]. »

[1] *Disc. sur l'inégalité*, etc.
[2] T. II, p. 201.

J'ai d'abord à faire remarquer que les prétendus sauvages dont parle Buffon étaient tout simplement des idiots. Blumenbach a éclairci l'histoire du *jeune homme trouvé dans les forêts de Hanovre* : c'était un jeune sourd-muet qui avait été chassé de la maison paternelle par une marâtre[1].

L'enfant élevé avec les ours, dont parle Connor, l'auteur fameux de *la Médecine mystique*, n'avait (c'est Connor lui-même qui nous le dit) ni *raison*, ni *langage*, ni même *voix humaine* : *Neque rationis, neque loquelæ, imò neque vocis humanæ usu gaudebat*[2]. Comment Buffon aurait-il pu *voir à découvert* l'âme de ce pauvre enfant? Et puis, quel garant que Connor!

Tout cela n'a pas empêché Condillac de faire de longs raisonnements sur l'*enfant* dont parle Connor : « Un enfant élevé parmi des ours « imiterait, dit Condillac, les ours en tout, au- « rait un cri à peu près semblable au leur, et « se traînerait sur les pieds et sur les mains.

[1] Voyez mon *Éloge historique de Blumenbach*.

[2] *Evangelium medici, seu medicina mystica : De suspensis naturæ legibus, sive de miraculis*, p. 133.

« Nous sommes si fort portés à l'imitation, que « peut-être un Descartes à sa place n'essaierait « pas seulement de marcher sur ses pieds[1]. »

Condillac va trop loin. Ici l'imitation n'a que faire : l'attitude, dans chaque espèce, ne dépend que de la conformation ; l'homme marche naturellement sur ses pieds, et pour *essayer* de se tenir debout, il n'a pas eu besoin, grâce au ciel, de tout l'esprit d'un Descartes.

L'*état sauvage* nous est aujourd'hui parfaitement connu. Indépendamment des récits fidèles qui nous sont venus de toutes parts, nous avons vu à Paris plusieurs sauvages. J'ai pu en étudier quelques-uns.

Ces pauvres gens vivent tout nus, sans demeure, sans habitation fixe, sans autre subsistance que celle de leur chasse : quand la chasse est abondante, ils mangent beaucoup ; quand la chasse manque, ils supportent la faim triste-

[1] « ... Je n'avance pas de simples conjectures. Dans les fo- « rêts qui confinent la Lithuanie et la Russie, on prit, en « 1694, un jeune homme d'environ dix ans qui vivait parmi « les ours... » (*Essai sur l'origine des connaissances humaines*, 1re partie, sect. IV, ch. II.)

ment, avec impatience ; il leur *est même arrivé quelquefois de se manger* entre eux[1].

Je ne leur ai trouvé d'autres désirs que les désirs qu'inspirent des besoins physiques; point de religion ; point de mœurs; une curiosité stupide, quoique toujours éveillée; des habitudes plutôt que des règles; des liens de famille qui ne sont pas supérieurs à ceux que produit l'instinct; le seul amour maternel toujours agissant, et sa douce influence toujours respectée : « Nous sommes restés jusqu'à midi à la porte « de la cabane, dit M. de Chateaubriand; le « soleil était devenu brûlant. Un de nos hôtes « s'est avancé vers les petits garçons et leur a « dit : *Enfants, le soleil vous mangera la tête,* « *allez dormir*. Ils se sont tous écriés : *C'est juste.* « Et, pour toute marque d'obéissance, ils ont « continué de jouer...

« Les femmes se sont levées;... elles ont ap- « pelé la troupe obstinée, en joignant à chaque « nom un mot de tendresse. A l'instant, les

[1] Même il m'est arrivé quelquefois de manger
Le berger.

La Fontaine.

« enfants ont volé vers leurs mères comme une « couvée d'oiseaux[1]. »

Et cependant ces sauvages, je parle des *plus absolument sauvages*, comme dit Buffon, je parle des *Botécoudos*[2], ces hommes sans religion, sans mœurs, sans règles ; ces hommes qui semblent avoir tout perdu de la condition humaine, ou, plus exactement, qui semblent n'en avoir encore rien acquis, ces hommes recèlent tous dans le fond du cœur le germe d'une foi cachée, et comme le pressentiment obscur d'une autre vie, car ils croient qu'ils seront transformés après leur mort en bons ou en mauvais *génies*, selon qu'ils se seront bien ou mal conduits, et ils ne croient point cela de leurs animaux.

Dans l'admiration où l'on était pour l'*état sauvage*, on ne manqua pas de vouloir y rattacher, comme on pense bien, tous les avantages,

[1] *Lettre écrite de chez les sauvages de Niagara.*

[2] Un jeune voyageur, M. Porte, avait amené du Brésil deux *Botecoudos*, un homme et une femme. Il m'a laissé sur cette peuplade des notes très-curieuses, mais qui sont loin d'être complètes. M. Porte est retourné depuis chez les *Botécoudos*, et l'histoire naturelle peut espérer de bonnes observations de ce voyageur exact et sincère.

et particulièrement le plus estimé de tous, celui de la *longue vie*. La vérité est pourtant que peu de sauvages meurent de leur mort naturelle; presque tous meurent d'accidents, de faim, de coups, de blessures, de la morsure de serpents venimeux, etc.

Je reviens à la question précise de la *longévité humaine*.

Cette question peut être traitée de deux manières : ou *historiquement*, et c'est ainsi qu'Haller et Buffon l'ont traitée ; ou *physiologiquement*, et c'est alors une question toute nouvelle.

Haller et Buffon cherchent *historiquement*, c'est-à-dire par l'énumération et la comparaison des faits, quel est le terme naturel, ordinaire, normal, de la vie de l'homme, et ils le placent entre 90 et 100 ans. Ils cherchent ensuite, et toujours *historiquement*, quel est le terme extrême de la vie de l'homme, et Haller ne le place pas *beaucoup en deçà de deux siècles*.

Voilà pour l'étude *historique*. Buffon a commencé l'étude *physiologique*.

« La durée totale de la vie peut se mesurer, » dit-il, « en quelque façon par celle du temps

« de l'accroissement[1]... L'homme croît en hau-
« teur jusqu'à 16 ou 18 ans, et cependant le
« développement de toutes les parties de son
« corps en grosseur n'est achevé qu'à 30 ans.
« Les chiens prennent en moins d'un an leur
« accroissement en longueur, et ce n'est que
« dans la seconde année qu'ils achèvent de pren-
« dre leur accroissement en grosseur. L'homme,
« qui est 30 ans à croître, vit 90 ou 100 ans;
« le chien, qui ne croît que pendant 2 ou 3 ans,
« ne vit aussi que 10 ou 12 ans : il en est de
« même de la plupart des autres animaux[2]. »

Buffon dit ailleurs : « La durée de la vie des
« chevaux est, comme dans toutes les autres
« espèces d'animaux, proportionnée à la durée
« du temps de leur accroissement. L'homme,
« qui est 14 ans à croître, peut vivre 6 ou 7 fois
« autant de temps, c'est-à-dire 90 ou 100 ans ;
« le cheval, dont l'accroissement se fait en 4 ans,

[1] Le judicieux Aristote avait déjà dit : « Ce que l'on rap-
« porte de la longue vie des cerfs n'est appuyé sur aucun
« fondement : la durée de la gestation et celle de l'accrois-
« sement du jeune cerf n'indiquent rien moins qu'une très-
« longue vie. » *Hist. des animaux*, liv. VI, ch. XXIX.)

[2] T. II, p. 74.

« peut vivre 6 ou 7 fois autant, c'est-à-dire 25 « ou 30 ans[1]. »

Buffon dit enfin : « Comme le cerf est 5 ou « 6 ans à croître, il vit aussi 7 fois 5 ou 6 ans, « c'est-à-dire 35 ou 40 ans[2]. »

Le vrai problème, le problème physiologique, est posé. Il s'agit de savoir combien de fois la durée de l'accroissement se trouve comprise dans la durée de la vie. Une seule chose manque à Buffon, c'est d'avoir connu le signe certain qui marque le terme de l'accroissement.

Je trouve ce signe dans la réunion des os à leurs épiphyses.

Tant que les os ne sont pas réunis à leurs épiphyses, l'animal croît : dès que les os sont réunis à leurs épiphyses, l'animal cesse de croître.

On a vu, par mon précédent chapitre[3], que, dans l'homme, cette réunion des os et des épiphyses s'opère à 20 ans.

Elle se fait, dans le chameau, à 8 ans ; dans

[1] *Hist. du cheval.*
[2] *Hist. du cerf.*
[3] Page 42.

le cheval, à 5 ; dans le bœuf, à 4 ; dans le lion, à 4 ; dans le chien, à 2 ; dans le chat, à 18 mois ; dans le lapin, à 12 ; dans le cochon d'Inde, à 7, etc., etc.

Or, l'homme vit 90 ou 100 ans ; le chameau en vit 40, le cheval 25, le bœuf de 15 à 20 ; le lion vit environ 20 ans, le chien de 10 a 12 ; le chat de 9 à 10 ; le lapin vit 8 ans ; le cochon d'Inde, de 6 à 7, etc., etc.

Le rapport, indiqué par Buffon, touchait donc de bien près au rapport réel. Buffon dit que chaque animal vit à peu près six ou sept fois autant de temps qu'il en met à croître. Le rapport supposé était donc 6 ou 7 ; et le rapport réel est 5, ou à fort peu près.

L'homme est 20 ans à croître, et il vit cinq fois 20 ans, c'est-à-dire 100 ans, le chameau est 8 ans à croître, et il vit cinq fois 8 ans, c'est-à-dire 40 ans [1] ; le cheval est 5 ans à croître, et il vit cinq fois 5 ans, c'est-à-dire 25 ans, et ainsi des autres.

Nous avons donc enfin un caractère précis,

[1] Aristote, *Hist. des animaux*, liv. VI, ch. xxvi, dit 50 ans. il dit 30, liv. VIII, ch. ix.

et qui nous donne d'une manière sûre la durée de l'accroissement : la durée de l'accroissement nous donne la durée de la vie. Tous les phénomènes de la vie tiennent les uns aux autres par une chaîne de rapports suivis : la durée de la vie est donnée par la durée de l'accroissement ; la durée de l'accroissement est donnée par la durée de la gestation ; la durée de la gestation, par la grandeur de la taille, etc., etc. Plus l'animal est grand, plus la gestation se prolonge : la gestation du lapin est de 30 jours ; celle de l'homme est de 9 mois ; celle de l'éléphant est de près de 2 ans [1], etc.

Nous ne savons rien encore sur la durée naturelle de la vie de l'éléphant.

Quelques auteurs ont écrit que l'éléphant vivait 4 ou 500 ans ; Aristote dit 200 [2] ; d'autres disent 130, 140, 150 ; Buffon dit *au moins* 200 ; M. Cuvier dit *près* de 200 [3] ; et M. de Blainville dit 120 [4].

Ainsi, sur la *durée de vie* de cet animal, que

[1] Elle est d'environ 20 mois.
[2] *Hist. des animaux*, liv. VIII, ch. IX.
[3] *Menag. du mus. nat.*, p. 107 (édit. in-12).
[4] *Ostéograph.*, *Éléph.*, p. 74.

M. de Blainville appelle, et avec raison, l'*animal le plus extraordinaire de la création*[1], et duquel Buffon a si grandement parlé : « L'éléphant est, « si nous voulons ne pas nous compter, l'être le « plus considérable de ce monde ; il surpasse « tous les animaux terrestres en grandeur, et il « approche de l'homme par l'intelligence, au- « tant au moins que la matière peut approcher « de l'esprit... Il faut se représenter que sous « ses pas il ébranle la terre, que de sa main il « arrache les arbres, que d'un coup de son corps « il fait brèche dans un mur... Aussi les hom- « mes ont-ils eu de tout temps pour ce grand, « pour ce premier animal, une espèce de véné- « ration... ; » Sur la *durée de vie* de ce *grand*, de ce *premier animal*, nous ne sommes pas plus avancés que ne l'étaient les anciens.

Nous ignorons également quelle peut être la *durée de vie* du rhinocéros, de l'hippopotame, de la girafe, etc. ; cependant une seule observation exacte sur l'époque où se fait la réunion des os et des épiphyses dans l'éléphant, dans le

[1] *Osteogr.*, *Éléph.*, p. 88.

rhinocéros, dans l'hippopotame, etc., nous donnerait tout de suite, et nous donnerait à coup sûr, la *durée de vie* de toutes ces grandes espèces.

Je trouve dans les *Transactions philosophiques* l'histoire d'un jeune éléphant qui mourut à l'âge de 26 ou 28 ans, et dont les épiphyses n'étaient pas encore soudées. Cet éléphant avait près de 30 ans, et ses épiphyses n'étaient pas soudées : on peut donc être sûr, et sûr dès ce moment-ci même, que l'éléphant vit plus de cinq fois 30 ans, c'est-à-dire plus de 150 ans [1].

Il ne reste plus qu'à voir s'il n'y aurait pas aussi quelque rapport général, quelque mesure commune au moyen desquels on pourrait déterminer la durée extraordinaire, la limite extrême de la vie, comme on peut en déterminer, ainsi que nous venons de le voir, la durée ordinaire par la durée de l'accroissement et par la réunion des épiphyses.

[1] Un *eléphant d'Afrique*, que nous avons conservé 30 ans à notre ménagerie, et qui en avait 3 lorsqu'il y arriva, vient de mourir. Tous les os sont soudés à leurs épiphyses. Cette réunion se fait donc vers 30 ans, et par conséquent l'*éléphant* en vit à peu près 150.

Haller cite deux exemples de *vie extrême*, l'un de 152 ans, l'autre de 169 ; et c'est sur ces deux exemples-là qu'il se fonde, comme nous avons vu, pour dire que l'homme, lorsqu'il prolonge sa vie jusqu'à la dernière limite, *ne vit guère moins de deux siècles.*

Buffon nous raconte, avec un soin tout particulier, l'histoire d'un cheval qui vécut 50 ans ; et cette petite histoire est pleine de détails curieux.

Le duc de Saint-Simon vendit, en 1734, à l'évêque de Metz, son cousin, un cheval âgé de 10 ans ; l'évêque de Metz (Saint-Simon) étant mort en 1760, l'évêque, son successeur, garda le cheval, et continua à le faire travailler sans aucun ménagement jusqu'en 1766. On s'aperçut alors que le cheval avait besoin d'être ménagé : on le fit travailler un peu moins, mais on le fit toujours travailler. Jamais l'animal ne fut laissé oisif. On lui avait fait faire un petit tombereau de moitié moins grand que les tombereaux ordinaires. Il traînait d'abord ce tombereau depuis la pointe du jour jusqu'à l'entrée de la nuit; il ne le traîna plus ensuite que durant quelques heures. Enfin, le 24 février 1774, dans le moment où on venait de l'atteler, il se laissa tomber au premier pas qu'il voulut faire et mourut.

« Voilà donc, dit Buffon, dans l'espèce du « cheval, l'exemple d'un individu qui a vécu « cinquante ans, c'est-à-dire le double de la vie « ordinaire de ces animaux : ainsi l'analogie « confirme en général ce que nous ne connais- « sions que par quelques faits particuliers, c'est « qu'il doit se trouver dans toutes les espèces, « et par conséquent dans l'espèce humaine, « comme dans celle du cheval, quelques indi- « vidus dont la vie se prolonge au double de la « vie ordinaire, c'est-à-dire à cent soixante ans « au lieu de quatre-vingts. Ces privilèges de la « nature sont, à la vérité, placés de loin en « loin pour le temps, et à de grandes distances « dans l'espace : ce sont les gros lots dans la « loterie universelle de la vie ; néanmoins ils « suffisent pour donner aux vieillards, même « les plus âgés, l'espérance d'un âge encore « plus grand[1]. »

[1] T. II, p. 237.

Ces réflexions me semblent très-justes, et d'autant plus qu'il est facile d'ajouter au fait cité par Buffon plusieurs autres faits semblables.

Le chameau vit ordinairement de 40 à 50 ans, mais il peut vivre jusqu'à 100, et c'est Aristote qui nous le dit [1]. Le lion vit ordinairement 20 ans, mais il peut vivre jusqu'à 40 et même jusqu'à 60 : « *Leonem vidi*, dit Haller, *quadragenarium, qui sexagesimo anno obiit* [2]; » je trouve plusieurs exemples de chiens qui ont vécu 20, 23 et 24 ans; je trouve des exemples de chats qui en ont vécu 18 et 20, etc.

Je ne connais rien de certain touchant la *durée de vie* des oiseaux.

Hésiode attribue à la corneille, dit Pline, neuf fois notre vie, au cerf quatre fois la vie de la corneille, et trois fois la vie du cerf au corbeau : *Hesiodus... cornici novem nostras attribuit ætates, quadruplum ejus cervis, id triplicatum corvis* [3].

[1] *Hist. des animaux*, liv. VIII, ch. IX.
[2] *Elem. physiol.*, t. VIII, lib. XXX, p. 93.
[3] Plin., lib. VII, cap. XLVIII.

Voici le commentaire de Buffon sur ce passage de Pline : « En prenant, dit-il, l'âge d'homme « seulement pour 30 ans, ce serait neuf fois « 30 ou 270 ans pour la corneille, 1,080 pour le « cerf, et 3,240 pour le corbeau. En réduisant « l'âge de l'homme à 10 ans, ce serait 90 ans « pour la corneille, 360 pour le cerf, et 1,080 « pour le corbeau, ce qui serait encore exorbi- « tant. Le seul moyen de donner un sens rai- « sonnable à ce passage, c'est de rendre le « γενεά d'Hésiode et l'*ætas* de Pline par année ; « alors la vie de la corneille se réduit à 9 années, « celle du cerf à 36, et celle du corbeau à 108, « comme il est prouvé par l'observation [1]. » Buffon est bien libre de commenter Hésiode et Pline comme il lui plaît ; mais au moins devait-il nous dire sur quels faits il se fonde pour assurer que les cent huit ans du corbeau sont *prouvés par l'observation.*

Fontenelle nous raconte tranquillement, car, en ce genre, il avait à peu près le droit de ne s'étonner de rien, l'histoire d'un perroquet qui vécut, dit-il, près de cent vingt ans.

[1] *Histoire du corbeau.*

Ce perroquet avait été apporté à Florence, en 1633, par la grande-duchesse de la Rovère d Urbain, lorsqu'elle y vint épouser le grand-duc Ferdinand ; et cette princesse dit alors que ce perroquet était l'ancien de sa maison : il vécut à Florence près de cent ans.

« Quand on ne lui donnerait, sur les paroles « de la grande-duchesse, dit Fontenelle, qu'en- « viron vingt ans de plus, il aurait donc vécu « près de cent vingt ans. Ce n'est peut-être pas « le plus long terme de la vie de ces animaux ; « mais au moins est-il sûr, par cet exemple, « qu'ils peuvent aller jusque-là [1]. »

« Le cygne a l'avantage, dit Buffon, de jouir « jusqu'à un âge extrêmement avancé de sa « belle et douce existence : tous les observa- « teurs s'accordent à lui donner une très-longue « vie ; quelques-uns même en ont porté la « durée à trois cents ans, ce qui sans doute est « fort exagéré ; mais Willughby, ayant vu une « oie qui, par preuve certaine, avait vécu cent « ans, n'hésite pas à conclure de cet exemple

[1] *Hist. de l'Acad. des sciences*, année 1747, p. 57.

« que la vie du cygne peut et doit être plus « longue, tant parce qu'il est plus grand que « parce qu'il faut plus de temps pour faire « éclore ses œufs, l'incubation dans les oiseaux « répondant au temps de gestation dans les ani- « maux, et ayant peut-être quelque rapport au « temps de l'accroissement du corps, auquel est « proportionnée la durée de la vie. Or, le cygne « est plus de deux ans à croître, et c'est beau- « coup, car dans les oiseaux le développement « entier du corps est bien plus prompt que dans « les animaux quadrupèdes [1]. »

Willughby conclut donc la longue vie du cygne de la vie de cette oie, qui *avait vécu cent ans*, *par preuve certaine*. Cette *preuve certaine* des cent ans de l'oie rappelle un peu les cent huit ans du corbeau, *prouvés par l'observation*, dont Buffon nous parlait tout à l'heure [2].

On sait, d'une manière vague, que les poissons vivent très-longtemps. On pourrait le conclure, d'ailleurs, de la seule mollesse de leur

[1] *Histoire du cygne*.
[2] Voyez, ci-devant, la page 93.

squelette. Quant à des observations exactes et à des faits précis, on n'en compte guère,

« J'ai vu, dit Buffon, des carpes chez M. le « comte de Maurepas, dans les fossés de son « château de Pontchartrain, qui ont au moins « cent cinquante ans bien avérés, et elles m'ont « paru aussi vives et aussi agiles que des carpes « ordinaires [1]. »

Duhamel, qui écrivait quelques années après Buffon, se borne à dire : « Les carpes des fossés « de Pontchartain, qui sont les plus grosses et « les plus anciennes que je connaisse, ont sû- « rement plus d'un siècle [2]. » C'est toujours un siècle d'*avéré*, pour parler comme Buffon. La *vie séculaire* d'un animal aussi petit que la carpe est assurément un fait physiologique très-remarquable.

On voit combien toute cette matière est neuve, quoique si pleine d'intérêt. Il faudra chercher dans les oiseaux, dans les poissons, dans les reptiles, quelle est la *proportion de durée* entre

[1] T. I, p. 593.
[2] *Traité des Pêches*, IIe partie, p. 35.

l'accroissement et la vie totale. Et très-proba blement cette proportion sera un peu différente de ce qu'elle est dans les mammifères.

Je m'en tiens ici à la classe des mammifères : c'est la seule qu'embrassent encore les études que je commence ; c'est d'ailleurs la plus voisine de l'homme.

Il est de fait, il est de loi, c'est-à-dire d'expérience générale dans cette classe, que la *vie extraordinaire* peut s'y *prolonger au double* [1] de la *vie ordinaire.*

De même que la durée de l'accroissement multipliée un certain nombre de fois, multipliée cinq fois, donne la durée ordinaire de la vie, de même cette durée ordinaire multipliée un certain nombre de fois, multipliée deux fois, donne la durée extrême.

Un premier siècle de *vie ordinaire*, et presque un second siècle, un demi-siècle au moins, de *vie extraordinaire*, telle est donc la perspective que la science offre à l'homme. Il est bien vrai que, pour parler comme les anciens, ce

[1] Expressions de Buffon. Voy. la page 91.

grand *fonds de vie*, la science nous l'offre plus en puissance qu'en acte, *plus in posse quam in actu;* mais lui fût-il donné de nous l'offrir en acte, les plaintes de l'homme cesseraient-elles? « Commencez par m'apprendre, dit Micromé-« gas, combien les hommes de votre globe ont « de sens! — Nous en avons soixante et douze, « répond l'habitant de Saturne, et nous nous « plaignons tous les jours du peu… — Je le « crois bien, dit Micromégas, car dans notre globe « nous en avons près de mille, et il nous reste « encore je ne sais quel désir vague… »

DEUXIÈME PARTIE.

DE LA QUANTITÉ DE VIE

SUR LE GLOBE

DE

LA QUANTITÉ DE VIE

SUR LE GLOBE

I

Buffon est le premier qui se soit posé cette belle question de la *quantité de vie sur le globe.*

« A prendre les êtres en général, dit Buffon, « le total de la quantité de vie est toujours le « même, et la mort, qui semble tout détruire, « ne détruit rien de cette vie primitive et com- « mune à toutes les espèces d'êtres organisés : « comme toutes les autres puissances subor- « données et subalternes, la mort n'attaque que « les individus, ne frappe que la surface, ne

« détruit que la forme, ne peut rien sur la ma-
« tière, et ne fait aucun tort à la nature qui
« n'en brille que davantage, qui ne lui permet
« pas d'anéantir les espèces, mais la laisse
« moissonner les individus et les détruire avec
« le temps pour se montrer elle-même indé-
« pendante de la mort et du temps, pour exer-
« cer à chaque instant sa puissance toujours
« active, manifester sa plénitude par sa fécon-
« dité, et faire de l'univers, en reproduisant,
« en renouvelant les êtres, un théâtre toujours
« rempli, un spectacle toujours nouveau.

« Dieu, continue Buffon, en créant les pre-
« miers individus de chaque espèce d'animal et
« de végétal, a non-seulement donné la forme
« à la poussière de la terre, mais il l'a rendue
« vivante et animée, en renfermant dans cha-
« que individu une quantité plus ou moins
« grande de principes actifs, de molécules or-
« ganiques vivantes, indestructibles et com-
« munes à tous les êtres organisés : ces molé-
« cules passent de corps en corps, et servent
« également à la vie actuelle et à la continua-
« tion de la vie, à la nutrition, à l'accroisse-

« ment de chaque individu ; et, après la dis-
« solution du corps, après sa destruction, sa
« réduction en cendres, ces molécules organi-
« ques, sur lesquelles la mort ne peut rien,
« survivent, circulent dans l'univers, passent
« dans d'autres êtres et y portent la nourriture
« et la vie : toute production, tout renouvelle-
« ment, tout accroissement par la génération,
« par la nutrition, par le développement, sup-
« posent donc une destruction précédente,
« une conversion de substance, un transport
« de ces molécules organiques qui ne se mul-
« tiplient pas, mais qui, subsistant toujours
« en nombre égal, rendent la nature toujours
« également vivante, la terre également peu-
« plée, et toujours également resplendissante
« de la première gloire de celui qui l'a créée[1]. »

Je laisse bien vite à Buffon le champ de ces spéculations hardies : je ne puis admettre son *fonds commun* de vie ; ce n'est que dans la métempsycose que les *âmes* passent d'un être à l'autre ; ses *molécules organiques* ne sont,

[1] *Histoire du bœuf.*

comme les *monades* de Leibnitz, qu'un de ces expédients philosophiques qu'on imagine pour se tirer d'affaire, et qui n'en tirent point; et d'ailleurs, dans Leibnitz, les *monades* sont bien indestructibles, mais elles ne sont pas communes et réversibles.

Au milieu de ces grandes vues de Buffon, plus compromises que servies par le secours de l'hypothèse, je cherche l'idée juste, car il y en a une : et c'est cette idée juste qui fait l'appui solide d'une si haute éloquence. Je n'étudie *la vie* ni dans les *molécules organiques*, ni dans les *monades;* j'étudie *la vie* dans les *êtres vivants*, et je trouve deux choses : la première, que le nombre des *espèces* va toujours en diminuant depuis qu'il y a des animaux sur le globe, et la seconde, que le nombre des *individus*, dans certaines *espèces*, va toujours, au contraire, en croissant; de sorte que, à tout prendre, et tout bien compté, le *total de la quantité de vie*, j'entends le *total de la quantité des êtres vivants*, reste toujours en effet, et comme le dit Buffon, à peu près le même.

Je dis, en premier lieu, que le nombre des

espèces va toujours en diminuant ; et de cette extinction, de cette disparition successive des *espèces*, nous avons des exemples certains, même pour nos temps historiques.

Le *dronte* n'existe plus. Lorsque les Portugais découvrirent, en 1545, les îles de France et de Bourbon, ils y trouvèrent un oiseau gros, lourd, indolent, « dans la composition duquel, » dit Buffon, « les molécules vivantes semblaient « avoir été trop épargnées. » Ce gros oiseau, qui ne pouvait ni courir ni voler, et dont la chair était d'ailleurs d'un goût détestable, ne tarda pas à être assommé par les matelots. L'espèce entière a été détruite. Il ne reste plus aujourd'hui du *dronte* qu'un pied conservé au muséum Britannique, et une tête conservée au muséum Ashmoléen d'Oxford. C'est sur ces débris, lesquels sont même en assez mauvais état, que s'est exercée la sagacité de nos *Saumaises contemporains*. M. Cuvier regarde le *dronte* comme un *pingouin*, M. Temminck le regarde comme un *manchot*, et M. de Blainville comme un *vautour*.

Mais l'espèce du *dronte* n'est pas, à beaucoup

près, la seule qui ait disparu depuis nos temps historiques. Je compte, en un certain sens, comme autant d'*espèces perdues* les *souches primitives* de la plupart de nos animaux domestiques. Ces *souches primitives* n'existent plus.

L'Europe avait anciennement deux espèces de *bœufs* : l'*aurochs* et le *thur*. L'*aurochs* subsiste encore aujourd'hui ; le *thur* ne subsiste plus.

Buffon s'est beaucoup occupé de ce point curieux des races primitives des bœufs d'Europe. Il retrouve d'abord le *bison des anciens* dans l'*aurochs*, et jusque-là tout va bien ; mais il croit trouver ensuite dans ce même *aurochs* la souche de notre *bœuf domestique*, et ici il se trompe.

M. Cuvier a très-bien prouvé que notre *bœuf domestique* ne vient pas de l'*aurochs*. L'*aurochs* a une crinière et une barbe que n'a pas notre *bœuf;* il a une paire de côtes de plus[1] ; et, ce qui est plus notable encore, ce qui est décisif,

[1] L'*aurochs* a quatorze paires de côtes; le *bœuf* n'en a que treize

les cornes de l'*aurochs* s'attachent au-dessous de la *crête occipitale*, tandis que celles du *bœuf* s'attachent au-dessus[1]. Notre *bœuf* vient du *thur*[2], animal vu et décrit, au seizième

[1] « Le front du *bœuf* est plat et même un peu concave; « celui de l'*aurochs* est bombé, quoique un peu moins que « dans le *buffle;* ce même front est carré dans le *bœuf*, sa « hauteur étant à peu près égale à sa largeur, en prenant sa « base entre les orbites; dans l'*aurochs*, en le mesurant de « même, il est beaucoup plus large que haut, comme trois « à deux. Les cornes sont attachées, dans le *bœuf*, aux extré- « mités de la ligne saillante la plus élevée de la tête, celle « qui sépare l'occiput du front; dans l'*aurochs*, cette ligne « est de deux pouces plus en arrière que la racine des cornes; « le plan de l'occiput fait un angle aigu avec le front dans le « *bœuf*, cet angle est obtus dans l'*aurochs;* enfin, ce plan de « l'occiput, quadrangulaire dans le *bœuf*, représente un demi- « cercle dans l'*aurochs*. » (Cuvier : *Rech. sur les oss. fossiles*, t. VI, p. 220. — Édition de 1834.)

[2] « Il se pourrait, selon moi, que le *thur* ait été du temps « d'Herberstein un animal réel et distinct qui aura péri de- « puis, comme l'*aurochs* lui-même est aujourd'hui, au rap- « port de tous les écrivains prussiens et polonais, menacé « d'une prochaine destruction... Par conséquent, si, comme « on ne peut guère en douter, l'Europe continentale a pos- « sédé en effet un *urus*, un *thur* différent de son *bison* ou de « l'*aurochs* des Allemands, ce n'est plus que dans ses débris « qu'on peut retrouver la trace de cette espèce. Or, on re- « trouve réellement cette trace dans les crânes d'une espèce « de *bœuf* différente de l'*aurochs*, enfouis dans les couches « superficielles de certains cantons.

« Ce doit être là le véritable *urus* des anciens, l'original « de notre bœuf domestique, tandis que l'*aurochs* d'aujoursiècle, par Herberstein[1], et qui aujourd'hui n'existe plus[2].

La souche primitive du *cheval* n'existe pas plus aujourd'hui que celle du *bœuf*. Les chevaux sauvages, qui vivent en troupes, souvent immenses, dans les plaines de l'Asie et de l'Amérique, ne sont que d'anciens chevaux domestiques rendus à la liberté.

La souche du *chameau* et du *dromadaire* est également perdue. Il faut en dire autant de celle du *chien*. Quelques naturalistes font venir le *chien* du *loup*, d'autres du *renard*, d'autres du *chacal*, d'autres de l'*hyène;* Pallas le fait

« d'hui n'est que le *bison* ou *bonasus* des anciens, espèce qui « n'a jamais été soumise à l'esclavage, ainsi qu'ils le disent « déjà. » (Cuvier : *Rech. sur les oss. fossiles*, t. VI, p. 233 et 235.)

[1] *Rerum moscovitarum commentarii*, etc., 1556.

[2] Les crânes de *thur*, étudiés par M. Cuvier, avaient été trouvés dans les tourbières du nord de la France. « Tous les « caractères que j'ai assignés à l'espèce du bœuf se rencon- « trent, dit-il, dans ces crânes-ci, et je ne doute pas qu'ils « n'aient appartenu à une race sauvage, très-différente de « l'*aurochs*, et qui a été la véritable souche de nos bœufs « domestiques, race qui aura été anéantie par la civilisation, « comme le sont maintenant celles du *chameau* et du *dro- « madaire.* » (*Recherches sur les ossements fossiles*, t. VI, p. 300.)

venir tout à la fois de tous ces animaux ensemble : du *loup* viennent les *chiens de berger;* du *renard*, les *chiens à museau pointu;* de l'*hyène* viennent les *dogues*, etc.

Je me suis assuré, par des expériences longtemps suivies, que rien de cela n'est fondé. L'*hyène* et le *chien* ne produisent point ensemble; le *chien* et le *renard* ne produisent pas davantage; le *chien* produit avec le *loup*, mais des métis, stériles dès la troisième génération; il produit avec le *chacal*, mais des métis, stériles dès la quatrième.

Le *chien* ne vient donc ni du *loup*, ni du *renard*, ni de l'*hyène;* le *chien* vient d'une *souche propre*, et cette souche propre est entièrement perdue.

Voilà donc plusieurs animaux : le *bœuf*, le *cheval*, le *chameau*, le *dromadaire*, le *chien*, etc., dont la *souche*, dont la *race*, pour parler comme Cuvier, *dont la race* (la race primitive) *est anéantie* [1]; et pourtant nous ne

[1] Voyez la note 2 de la page 108.

sommes encore ici que dans les temps historiques.

Si de ces temps historiques nous passons aux temps qui ont précédé toute histoire, tout souvenir des hommes, ce ne sera plus par quelques unités, ce sera par milliers qu'il faudra compter les *espèces* perdues et anéanties.

L'époque actuelle n'a qu'un seul quadrupède gigantesque : l'*éléphant*, car je ne mets qu'au-dessous et à un rang secondaire le *rhinocéros* et l'*hippopotame*.

L'époque passée avait le *mammouth*, le *mastodonte*, le *dinothérium*, le *mégathérium*, etc. Toutes ces énormes espèces ont disparu.

Rien n'est plus fameux que l'histoire du *mammouth*, ou *éléphant fossile*, dont les ossements abondent en Sibérie, et dont l'*ivoire* constitue un article considérable, inépuisable, du commerce de ce pays.

L'imagination des Russes avait fait du *mammouth* un animal fabuleux, qui porte deux cornes placées au-dessus des yeux, qui s'étend ou se resserre selon qu'il lui plaît, qui vit sous terre, et qui périt sitôt qu'il voit le jour.

En Europe, on a pris les os du *mammouth* pour des os de *géants*, et même, ce qui est plus fort, pour des *jeux de la nature.* « On « découvrit, dit M. Cuvier, à Tonna, dans le « duché de Gotha, en 1696, quelques os d'élé- « phant : un fémur, un humérus, des côtes, « des vertèbres, des dents molaires... Les mé- « decins du pays, consultés par le duc de « Gotha, déclarèrent bien unanimement que « ces objets étaient des jeux de la nature, et « soutinrent leur opinion par plusieurs bro- « chures[1]. »

Le *mammouth* a laissé de ses ossements partout : en Amérique, en Asie, en Europe, en France, à Paris. Il n'y a pas longtemps qu'on a trouvé à Paris les débris du squelette d'un *mammouth*[2].

[1] *Rech. sur les oss. foss.*, t. II, p. 84.

[2] Ces débris, qui furent trouvés dans un terrain dépendant de l'hôpital Necker rue de Sèvres , consistaient en deux molaires à lames étroites et parallèles, en une portion de défense assez grêle et en une partie supérieure de tibia. Le tout était enfoui dans le sable d'alluvion de la ive gauche de la Seine, à 14 pieds de profondeur. Voyez les *Comptes rendus* de l'Académie des sciences, année 1838, p. 1027 et et 1051.

Et ce n'est pas seulement les os du *mammouth* que notre époque a vus : elle a vu le *mammouth* entier, avec sa peau, ses chairs, ses poils, etc.

« En 1799, dit M. Cuvier, un pêcheur tongouse remarqua sur les bords de la mer Glaciale, près de l'embouchure de la Léna, au « milieu des glaçons, un bloc informe qu'il ne « put reconnaître. L'année d'après, il s'aperçut « que cette masse était un peu plus dégagée, « mais il ne devinait point encore ce que ce « pouvait être. Vers la fin de l'été suivant, le « flanc tout entier de l'animal et une des défenses étaient distinctement sortis des glaçons. Ce ne fut que la cinquième année... que « cette masse énorme vint échouer à la côte sur « un banc de sable. Au mois de mars 1804, le « pêcheur enleva les défenses et s'en défit pour « une valeur de cinquante roubles, etc., etc. » — J'abrége cet étonnant récit. Lorsque, en 1806, M. Adams, membre de l'Académie de Saint-Pétersbourg, vit cet animal, reste si étrangement conservé d'une population éteinte, il le trouva déjà fort mutilé. — « Les Iakoutes du

« voisinage, » dit M. Cuvier, « en avaient dé-
« pecé les chairs pour nourrir leurs chiens;
« des bêtes féroces en avaient aussi mangé;
« cependant le squelette se trouvait encore
« entier, à l'exception d'un pied de devant.
« L'épine du dos, une omoplate, le bassin et
« les restes des trois extrémités étaient encore
« réunis par les ligaments et par une portion
« de la peau... La tête était couverte d'une
« peau sèche; une des oreilles, bien conser-
« vée, était garnie d'une touffe de crins; on
« distinguait encore la prunelle de l'œil. Le
« cerveau se trouvait dans le crâne, mais des-
« séché...; le cou était garni d'une longue cri-
« nière; la peau était couverte de crins noirs et
« d'un poil ou laine rougeâtre; ce qui en res-
« tait était si lourd que six personnes eurent
« beaucoup de peine à le transporter. On retira,
« selon M. Adams, plus de trente livres pesant
« de poils et de crins que les ours blancs
« avaient enfoncés dans le sol humide en dévo-
« rant les chairs[1]... »

[1] *Rech. sur les oss. foss.*, t. II, p. 131.

Tout ce récit est plein d'intérêt ; mais je prie qu'on veuille bien y remarquer surtout cette circonstance que le *mammouth* était couvert de laine et de poil, parce qu'elle a eu bien de l'influence sur les opinions de M. Cuvier.

Il avait dit, dans son *Discours sur les révolutions du globe*, à propos des grands quadrupèdes[1] conservés tout entiers dans la glace avec leur peau et leur chair : « S'ils n'eussent été « gelés aussitôt que tués, la putréfaction les « aurait décomposés ; et, d'un autre côté, cette « gelée éternelle n'occupait pas auparavant les « lieux où ils ont été saisis, car ils n'auraient « pas pu vivre sous une pareille température : « c'est donc le même instant qui a fait périr les

[1] C'est-à-dire à propos de ce *mammouth* et du *rhinocéros fossile* découvert en 1771 sur les bords du Wiluji. — Pallas « publia, en 1773, la découverte étonnante d'un *rhinocéros* « *entier*, trouvé avec sa peau, en décembre 1771, enseveli « dans le sable, sur les bords du Wiluji, rivière qui se jette « dans la Léna, au-dessous d'Iakoutsk. Cuvier, *Rech. sur les oss. foss.*, t. III, p. 87. Ce *rhinocéros* était aussi couvert de poils. Pallas lui-même vit encore, au mois de mars de 1772, le crâne et les pieds revêtus de leur peau, de leurs ligaments, de leurs tendons, et des fibres les plus grossières de leurs chairs durcies. Voy. *Novi Commentarii Acad. sc. imp. Petrop.*, an 1773.

« animaux et qui a rendu glacial le pays qu'ils « habitaient. »

Il a dit plus tard : « Je ne pense pas qu'il y « ait eu un changement de climat. Les éléphants « et les rhinocéros[1] de Sibérie étaient couverts « de poils épais, et pouvaient supporter le froid « aussi bien que les ours et les argalis ; et les « forêts dont ce pays est couvert à des latitudes « fort élevées leur fournissaient une nourriture « plus que suffisante[2]. »

[1] Voy. la note 1 de la page précédente.

[2] *Rech. sur les oss foss.*, t II, p. 245. — Cette circonstance d'un éléphant couvert de poils avait aussi beaucoup frappé M. de Laplace. Toute hypothèse fondée sur un déplacement considérable des pôles à la surface de la terre doit, dit-il, être rejetée... On avait imaginé ce déplacement pour expliquer l'existence des éléphants dont on trouve les ossements fossiles en si grande abondance dans les climats du Nord, où les éléphants actuels ne pourraient pas vivre. Mais un éléphant que l'on suppose avec vraisemblance contemporain du dernier cataclysme, et que l'on a trouvé dans une masse de glace, bien conservé avec « ses chairs, et dont la peau était recouverte d'une grande quantité de poils, a prouvé que cette espèce d'éléphants « était garantie par ce moyen du froid des climats septentrionaux qu'elle pouvait habiter et même rechercher. La « découverte de cet animal a donc confirmé ce que la théorie mathématique de la terre nous apprend, savoir que, dans les révolutions qui ont changé la surface de la terre et détruit plusieurs espèces d'animaux, la figure du sphé-

Je reprends mon énumération des espèces perdues. A côté du *mammouth*, il faut placer le *mastodonte*.

En 1739, un officier français, M. de Longueil, naviguant sur l'Ohio, quelques gens de sa suite trouvent une dent énorme, et de toutes les dents de quadrupèdes assurément la plus grosse qu'on eût jamais vue. A son retour, M. de Longueil la porte à Buffon ; et c'est à l'aspect de cette dent que Buffon conçoit la grande idée des *races éteintes*. « Tout porte à croire, dit « Buffon, que cette ancienne espèce » (l'espèce révélée par cette dent), « qu'on doit regarder « comme la première et la plus grande de tous « les animaux terrestres, n'a subsisté que dans « les premiers temps, et n'est point parvenue « jusqu'à nous[1]. »

« roide terrestre et la position de son axe de rotation sur sa « surface n'ont subi que de légères modifications. *Exposition du système du monde*, t. II, p. 158, 5e édition.)

[1] *Époques de la nature : Notes justificatives*, note 9. — « Ce qu'il y a de très-remarquable, dit-il encore, c'est que « non-seulement on a trouvé de vraies défenses d'éléphants « et de vraies dents de gros hippopotames en Sibérie et au « Canada, mais qu'on y a trouvé ces dents beaucoup plus « énormes à grosses pointes mousses.... je crois donc pou-

Du *mastodonte* je passe au *dinothérium.*

La découverte du *dinothérium* est de date toute récente. En 1829, M. Kaup trouva à Eppelsheim, dans le grand-duché de Hesse-Darmstadt, une mâchoire inférieure, armée de deux énormes défenses courbées vers la terre. En 1836, M. Klipstein trouva la tête entière de l'animal, jusqu'alors resté inconnu, auquel avaient appartenu ces défenses et cette mâchoire. Cet animal étrange fut nommé *dinothérium.*

Il surpassait par la taille les plus grands *éléphants :* il portait, de même que l'*éléphant* et le *mastodonte*, une trompe et deux défenses; mais ces défenses étaient attachées à la mâchoire inférieure et tournées vers la terre, tandis que les défenses de l'*éléphant* et celles du *mastodonte* sont attachées à la mâchoire supérieure et tournées vers le ciel.

Le quatrième animal gigantesque des temps anciens, le *mégathérium*, n'est plus un animal

« voir prononcer avec fondement que cette très-grande es-
« pece d'animal est perdue. » *Ibid.*)

à *trompe*, comme l'*éléphant*, comme le *dinothérium*, comme le *mastodonte* : c'était un *édenté*, un *tatou*, mais un *tatou* de la taille des plus grands *rhinocéros*, un animal aussi grand qu'un *rhinocéros* dans un genre où les animaux actuels, et je parle des plus grands, ne sont pas aussi grands qu'un chien.

Je n'ai compté jusqu'ici qu'un seul *éléphant fossile*, mais on soupçonne déjà qu'il pourrait bien en exister plusieurs ; je n'ai compté qu'un seul *mastodonte*, le *grand mastodonte*, mais il y en a plusieurs autres, et le *mastodonte à dents étroites* n'est guère moins grand que lui. Il y a plusieurs *dinothériums*. Le *mégalonyx*, ce monstrueux *édenté*, indiqué pour la première fois à la science par Jefferson, n'était guère moins grand que le *mégathérium*. Ce monde des *espèces perdues* avait plus de *rhinocéros* que nous n'en avons ; il avait plus d'*hippopotames*, etc., et, avec toutes ces espèces que nous n'avons point il avait toutes les nôtres ou du moins les *analogues* de toutes les nôtres.

Il avait les *analogues* de nos *éléphants*, de nos *rhinocéros*, de nos *hippopotames* ; il avait les *analo ues* de tous nos *carnassiers* : de nos *lions*, de nos *tigres*, de nos *hyènes*, etc. ; de tous nos *ruminants* : de notre *girafe*, de nos *cerfs*, de nos *antilopes* ; de tous nos *rongeurs*, depuis le *castor* jusqu'au *lapin*, etc. ; de tous nos *pachydermes*, depuis l'*eléphant*, que je viens de nommer, jusqu'au *sanglier* ; et combien n'avait-il pas de *pachydermes* que nous n'avons plus ! le *palæothérium*, l'*anoplothérium*, le *lophiodon*, l'*anthracothérium*, etc. ; il avait jusqu'aux *analogues* de nos *quadrumanes* : on a déjà trouvé plus d'un *singe fossile*. L'*homme* est le seul de tous les êtres animés que ce monde des *espèces perdues* ne nous ait point encore offert.

Pour en venir à quelques exemples plus déterminés, on peut compter jusqu'à près de quarante espèces de *pachydermes* qui ont autrefois vécu sur le sol de la France : l'*éléphant*, le *dinothérium*, le *mastodonte*, le *palæothérium*, etc., etc. ; de tous ces *pachydermes*, il n'en reste plus qu'un seul, le *sanglier*. On peut compter jusqu'à près de cent espèces de *ruminants* qui ont vécu sur ce sol où nous vivons aujourd'hui ; de ces cent *ruminants*, il n'en reste plus que trois : le *bœuf*, le *cerf* et le *chevreuil*[1].

La classe des *reptiles* a depuis longtemps perdu toutes ses grandes espèces : les *ichthyosaurus*, les *plésiosaurus*, les *mégalosaurus*, les *mosasaurus*, etc., etc. M. Agassiz, qui a tant cherché et tant trouvé en fait d'*espèces* que nous n'avons plus, compte, dans la seule classe des *poissons*, jusqu'à 25,000 espèces fossiles, c'est-à-dire jusqu'à 25,000 espèces perdues (nous ne connaissons aujourd'hui que cinq ou six mille poissons vivants) ; il compte jusqu'à 40,000 *coquilles fossiles*, etc., etc.

Je viens de dire que l'époque des *espèces perdues* avait plus de *rhinocéros* et d'*hippopotames* que nous n'en avons. Nous n'avons qu'un *hippopotame*, et elle en avait jusqu'à trois ou quatre ; nous n'avons que quatre ou cinq espèces de *rhinocéros*, et quelques naturalistes croient pouvoir en compter plus de quinze ou vingt fossiles.

[1] Voy. une note très-intéressante de M. P. Gervais, dans les *Comptes rendus de l'Academie des sciences*, t. XXXI, p. 322.

Parmi tous ces *rhinocéros fossiles*, un surtout était remarquable : le *rhinocéros tichorhinus* de M. Cuvier ; il avait la cloison du nez osseuse ; et c'est un *rhinocéros* de cette espèce qui fut découvert, en 1771, auprès du Wiluji, et trouvé là tout entier avec sa peau, ses chairs et son poil, car il était aussi couvert de poils[1] comme le *mammouth*.

Et maintenant que l'on répète encore la phrase vulgaire : « que la nature dédaigne les individus, mais qu'elle conserve les espèces avec un soin extrême ! » La nature ne dédaigne pas moins les *espèces* que les *individus ;* elle ne tient pas plus compte des uns que des autres : chaque espèce disparaît aussi à son tour, et les plus grandes comme les plus petites. Nous trouvons, parmi les espèces *fossiles*, des animaux plus grands que l'*éléphant*, et nous y en trouvons d'aussi petits que la *souris* et la *musaraigne*. La *nature* n'est qu'un mot.

Dieu, en créant un être qui *pût se connaître soi-même et le connaître*, a donné par cela même

[1] Voy la note 1 de la page 114.

un maître à tous les autres êtres. « L'homme « pense, dit Buffon, et dès lors il est maître des « êtres qui ne pensent point[1]. »

Jeté faible et nu sur la surface du globe, l'homme est devenu par son intelligence, de tous les êtres créés, le mieux armé et le plus terrible. Il a découvert le feu ; avec le feu, il a forgé le fer ; il a combattu, il a relégué loin de lui tous les animaux qui pouvaient lui nuire. Il s'est associé ceux qui pouvaient lui être utiles. Après avoir découvert le feu, il a inventé l'agriculture. Dès que, par l'agriculture, il a possédé la terre, il a eu une subsistance assurée, non pour un jour ou pour quelques jours, mais pour des années, pour des suites d'années, pour toujours. Il a pu dès lors relever la tête et s'occuper de la culture de son esprit.

Il a pu dès lors aussi voir son espèce se développer, s'accroître, se répandre partout ; et, partout où elle a paru, dominer bientôt sur les autres. Pour peu que nous fouillions ce sol de Paris que nous habitons, nous y trouvons des restes

[1] T II, p. 567.

d'*éléphants*, de *rhinocéros*, de *palæothériums*, etc. Et ces débris ne nous étonnent pas moins par leur nombre que par leur forme ; mais que l'on suppute un moment, par la pensée, tout ce que, depuis quelques siècles que Paris est Paris, il s'est accumulé d'hommes sur ce seul point de terre : une seule espèce y aura donné peut-être plus d'*individus*, plus d'*êtres vivants*, que toutes les autres espèces qui successivement y avaient vécu, avant qu'à son tour elle y vînt prendre place.

Et d'ailleurs, tout en détruisant d'un côté les espèces nuisibles, l'homme a multiplié, de l'autre, et multiplié presque à l'infini tous les animaux utiles : par là même il a augmenté la *quantité de vie* sur la terre. « L'homme, » dit Buffon, « a fait choix d'une vingtaine d'espèces « d'oiseaux et de mammifères, et ces vingt es- « pèces figurent seules plus grandement dans « la nature, et font plus de bien sur la terre « que toutes les autres espèces réunies. Elles « figurent plus grandement, parce qu'elles sont « dirigées par l'homme et qu'il les a prodigieu- « sement multipliées ; elles opèrent, de concert

« avec lui, tout le bien qu'on peut attendre « d'une sage administration de force et de puis- « sance pour la culture de la terre, pour le « transport et le commerce de ses productions, « pour l'augmentation des subsistances, en un « mot, pour tous les besoins et même pour les « plaisirs du seul maître qui puisse payer leurs « services par ses soins[1]. »

Je viens de dire que l'homme a été jeté faible et nu sur la terre; je dois ajouter qu'il y a été jeté avec le *régime naturel* le plus défavorable.

C'est une question qui a beaucoup occupé les physiologistes, et qu'ils n'ont point décidée, de savoir quel a pu être le *régime naturel*, le *régime primitif* de l'homme. Selon les uns, le *régime primitif* de l'homme a été le régime *herbivore*, et, selon les autres, l'homme a toujours été ce que nous le voyons, c'est-à-dire à la fois *herbivore* et *carnivore*, ou *omnivore*.

Nous connaissons très-parfaitement aujourd'hui, grâce à l'anatomie comparée, les conditions du régime *herbivore* et celles du régime

[1] *Époques de la nature* : VIIe époque.

carnivore ; et il est très-facile de voir que l'homme n'a été primitivement ni *herbivore* (du moins essentiellement *herbivore*), ni *carnivore*.

L'animal *carnivore* a des dents molaires tranchantes, un estomac simple et des intestins courts. Le *lion*, par exemple, a toutes ses dents molaires tranchantes, un estomac étroit et petit (l'estomac du *lion* est presque un canal), et des intestins si courts qu'ils n'ont que trois fois la longueur du corps.

L'homme n'a point ses dents molaires tranchantes; son estomac est simple mais large, et ses intestins sont sept ou huit fois plus longs que son corps. L'homme n'est donc point naturellement *carnivore*.

Dans tous les animaux, la forme des dents molaires donne le régime. Le *lion*, qui n'a que des molaires tranchantes, se nourrit exclusivement de proie et même de proie vivante ; le *chien*, qui a deux molaires tuberculeuses, c'est-à-dire à pointes mousses, commence à pouvoir mêler quelques végétaux à sa nourriture ; l'*ours* a toutes ses dents tuberculeuses et peut se nourrir entièrement de végétaux [1].

L'homme n'est donc pas *carnivore* : il n'est pas non plus essentiellement *herbivore*. Il n'a point comme l'animal *ruminant*, par exemple, l'animal *herbivore* par excellence, des dents molaires à couronne alternativement creuse et saillante, un estomac qui se compose de quatre estomacs, et des intestins jusqu'à vingt-huit et quarante-huit fois plus longs que son corps. Les intestins du *mouton* sont vingt-huit fois plus longs que son corps; ceux du *buffle*, trente-deux; ceux du *bœuf*, quarante-huit, etc.

Par son estomac, par ses dents, par ses intestins, l'homme est naturellement et primitivement *frugivore* , comme les *singes*.

Or le régime *frugivore* est de tous les régimes le plus défavorable, parce qu'il contraint les animaux qui y sont soumis à ne point quitter les pays où ils trouvent constamment des fruits, c'est-à-dire les pays chauds. Tous les *singes* sont des animaux des pays chauds.

[1] Un *ours* que j'avais fait nourrir, pendant cinq ans, avec du pain bis et des carottes, en était venu au point de ne plus vouloir toucher à la chair.

Mais une fois que l'homme a eu trouvé le feu, une fois qu'il a su amollir, attendrir, préparer également les substances animales et végétales par la cuisson, il a pu se nourrir de tous les êtres vivants, et réunir ensemble tous les régimes.

L'homme a donc deux régimes : un régime naturel, primitif, *instinctif*, et par celui-là il est *frugivore*; et il a un régime *artificiel*, dû tout entier à son *intelligence*, et par celui-ci il est *omnivore*.

Je reviens au sujet principal de cet article. On a vu que, relativement à la *quantité de vie*, il se fait comme une sorte de compensation sur ce globe : à mesure que certaines *espèces* s'éteignent, le nombre des *individus* s'accroît dans quelques autres; mais la compensation est-elle absolue, comme le prétend Buffon? C'est là ce que je n'essayerai point d'examiner, on le pense bien. Il est plus facile de prononcer sur ces sortes de questions, quand on fait son compte avec les *molécules organiques* que quand on le fait avec les *êtres vivants*.

Un fait se montre, du moins, avec évidence :

c'est que, à mesure que ce globe, qui n'a pas toujours été dans des conditions propres à la manifestation de la vie, se modifie, et, si je puis ainsi dire, s'accommode de plus en plus à cette manifestation, une variation très-sensible s'y opère dans les proportions relatives des espèces. Dans les premiers âges du globe, ce sont les espèces inférieures, les espèces infimes qui dominent; dans les âges subséquents, ce sont les espèces gigantesques et redoutables, soit dans la classe des *reptiles*, soit dans celle des *quadrupèdes*; dans l'âge actuel, ce sont les animaux que l'homme protége, et l'homme lui-même, à qui toute supériorité sur ce globe, même celle du nombre[1], paraît ultérieurement dévolue.

[1] « Le nombre des hommes est devenu mille fois plus « grand que celui d'aucune autre espèce d'animaux puissants. (Buffon.

de *genre*, de *famille*, d'*ordre*, et même de *classe*.

Comment donc si les espèces ont une tendance quelconque à se transmuer, à se transformer, à passer de l'une à l'autre, le temps, qui, en chaque chose, amène toujours tout ce qui peut-être, n'a-t-il pas fini par révéler, par trahir cette tendance, par l'accuser?

Mais le temps, me dira-t-on peut-être, le temps a manqué. Il n'a point manqué.

Voici deux mille ans qu'écrivait Aristote, et nous reconnaissons aujourd'hui tous les animaux qu'il a décrits ; et nous les reconnaissons aux caractères qu'il leur assigne : nous reconnaissons son *hippélaphe* dans notre *cerf à crinière*, son *mulet sauvage* dans notre *hémione*, etc., etc. ; M. Cuvier a pu écrire cette phrase, si remarquable au point de vue qui m'occupe : « L'histoire de l'éléphant est plus « exacte dans Aristote que dans Buffon. »

On nous a rapporté, on nous rapporte chaque jour d'Égypte les restes d'animaux qui vivaient il y a deux et trois mille ans : de *bœufs*, de *crocodiles*, d'*ibis*, etc., etc.; les *bœufs*, les *crocodiles*, les *ibis* actuels ne diffèrent en rien de ceux-là. Nous avons sous les yeux des *momies humaines* : le squelette de l'homme d'aujourd'hui est le même, absolument le même que le squelette de l'homme de l'antique Égypte.

Ainsi donc, depuis deux ou trois mille ans, depuis les observations d'Aristote, depuis les *momies* conservées d'Égypte, aucune espèce n'a changé. Une expérience qui dure depuis deux ou trois mille ans n'est plus une expérience à faire, c'est une expérience faite : les espèces ne changent point.

A force de combinaisons, d'évaluations, d'études, les naturalistes ont réussi à ramener toute la variété, presque infinie, des formes des animaux à un petit nombre de formes dominantes et principales. En venir là a été l'objet, le grand objet de tous les naturalistes qui se sont occupés de classification, de *méthode*, depuis Aristote jusqu'à Cuvier, et de ces deux-là particulièrement.

Aristote ramenait toutes les formes des animaux à neuf principales : les *oiseaux*, les *pois-*

sons, les *cétacés*, les *quadrupèdes vivipares*, les *quadrupèdes ovipares*, les *testacés*, les *crustacés*, les *mollusques* et les *insectes*.

De ces neuf formes générales et principales qu'a vues Aristote, aucune n'a changé. Les *oiseaux*, les *quadrupèdes*, les *poissons*, les *insectes*, etc., d'aujourd'hui sont comme les *oiseaux*, comme les *quadrupèdes*, comme les *insectes* du temps d'Aristote.

Je viens de citer le classification d'Aristote[1]; et je remarque, en passant, combien cette classification est supérieure à celle même de Linné, laquelle pourtant n'a guère plus d'un siècle de date.

[1] Voici l'ensemble de cette classification — Aristote partage d'abord le règne animal entier en deux grandes divisions celle des animaux qui ont du sang, et celle des animaux qui n'en ont pas, c'est-à-dire la division des animaux à sang rouge et la division des animaux à sang blanc — Aristote savait très-bien qu'aucun animal ne manque de sang. « Il faut remarquer, dit-il, que tous les animaux sans « exception ont un fluide dont la privation soit naturelle, « soit accidentelle, les fait périr, » et il appelle, d'un terme très-juste, le fluide des animaux à sang blanc une sorte de *lymphe*. — Il sous-divise ensuite les animaux à sang rouge en cinq classes : les *quadrupèdes vivipares*, les *cétacés*, les *oiseaux*, les *quadrupèdes ovipares* et les *poissons*, et les animaux à sang blanc en quatre : les *mollusques*, les *testacés*, les *crustacés* et les *insectes*.

Linné divisait le règne animal en six classes : celle des *mammifères*, celle des *oiseaux*, celle des *reptiles*, celle des *poissons*, celle des *insectes* et celle des *vers*.

Il nomme excellemment *mammifères* : les *quadrupèdes vivipares*, car les mammifères n'ont pas tous quatre pieds, par exemple, les *cétacés*, qui n'en ont que deux, les *singes*, qui ont quatre mains et n'ont point de pieds, etc.; il nomme excellemment *reptiles* : les *quadrupèdes ovipares*, qui tous rampent et qui n'ont pas tous quatre membres, par exemple, les *serpents*, qui n'en ont pas du tout [1], etc., etc.; mais il mêle les *cétacés* aux *poissons*, la *chauve-souris* aux *oiseaux;* et, dans sa classe des *vers*, il jette et confond ensemble les *crustacés*, les *testacés*, les *mollusques*, etc., etc.

Aristote n'avait commis aucune de ces fautes. Il savait très-bien que les *cétacés* ne sont point des *poissons*, qu'ils sont vivipares, qu'ils ont

[1] Ce qui n'a pas trompé Aristote : « Les serpents, dit-il, « peuvent être mis à côté du lézard. Ils lui ressemblent presque en tout en supposant au lézard plus de longueur, et en « lui retranchant les pieds. » (*Hist. des animaux*.

des mamelles [1], qu'ils allaitent leurs petits, qu'ils sont couverts de poil, qu'ils ont des poumons [2], etc.; il ne prenait pas la *chauve-souris* pour un *oiseau*, et ne confondait pas ensemble les *mollusques*, les *crustacés*, les *testacés*, etc. [3]

Pour tirer de la classification d'Aristote la réduction supérieure du règne animal en quatre grands types, M. Cuvier n'a eu qu'à réunir les *mammifères*, les *oiseaux*, les *reptiles* et les *poissons* en un seul groupe, celui des *vertébrés*; à réunir les *testacés* et les *mollusques* en un autre,

[1] « Le dauphin, la baleine et les autres cétacés sont vraiment « vivipares. » (*Hist. des animaux.*) — « Tout animal qui a « du lait l'a dans les mamelles, et les mamelles appartien- « nent à tout animal vivipare, à ceux, par exemple, qui ont « des poils, comme l'homme, le cheval, les cétacés. » (*Ibid.*)

[2] « Tous les animaux terrestres ont un poumon, et même « plusieurs aquatiques, comme la baleine, le dauphin, etc. » (*Traité des parties.*)

[3] « Voici les principaux genres sous lesquels différentes « espèces d'animaux sont comprises... Les espèces molles, « comme la seiche, le calmar, etc., sont réunies sous le nom « de *mollusques*... ensuite le genre de ceux qui sont couverts « d'une enveloppe dure, et qu'on appelle coquillages ou *tes-* « *tacés*... Quant à ceux dont l'enveloppe est moins dure, telle « que l'ont les langoustes, les cancres, les écrevisses, etc., « c'est-à-dire les *crustacés*... » (*Hist. des animaux.*)

celui des *mollusques;* les *crustacés* et les *insectes* en un troisième, celui des *articulés*, et qu'à ajouter un quatrième groupe, celui des *zoophytes;* et encore l'indication de celui-ci se trouve-t-elle dans Aristote : « Les orties de mer, dit « Aristote, ne sont point du genre des testacés, « et sont plutôt hors des genres que nous avons « définis. Ce sont des êtres dont la nature est « équivoque entre la plante et l'animal [1]. »

On voit combien la classification de Cuvier et celle d'Aristote se rapprochent l'une de l'autre : se rapprocheraient-elles ainsi, si le règne animal avait varié, si les espèces avaient changé, si le règne animal, étudié de nos jours par Cuvier, n'était pas le même, absolument le même que le règne animal qu'étudiait, il y a deux mille ans, Aristote ?

2° *Des causes violentes et brusques.* J'entends par *causes violentes* les causes mêmes qui ont amené les révolutions du globe. Les révolutions du globe ont-elles produit quelque effet sur

[1] *Hist. des animaux* — On ne pouvait mieux indiquer la nature *zoo-phyte.*

la *fixité* des espèces? Elles n'en ont produit aucun.

Un nombre, un grand nombre, un nombre presque infini d'espèces ont disparu; aucune n'a dégénéré.

On faisait cette objection à M. Cuvier, savoir : que les espèces actuelles pouvaient bien n'être qu'une dégénération des espèces perdues, dégénération qui se serait opérée petit à petit, et par des *modifications graduelles*. « Mais, « répondait M. Cuvier, si les espèces ont changé « par degrés, on devrait trouver des traces de « ces modifications graduelles : entre le palæo- « thérium et les espèces d'aujourd'hui, on de- « vrait découvrir quelques formes intermédiai- « res, et jusqu'à présent cela n'est point arrivé. « Pourquoi les entrailles de la terre n'ont-elles « point conservé les monuments d'une généa- « logie si curieuse, si ce n'est parce que les « espèces d'autrefois étaient aussi constantes « que les nôtres [1] ? »

Relativement au point de vue qui m'occupe

[1] *Disc. sur les révol. de la surf. du globe.*

ici, je partage les espèces perdues en deux classes : ou elles sont très-nettement distinctes des nôtres, et alors elles n'ont pas dégénéré, elles ne sont pas devenues les nôtres ; ou elles en sont si voisines qu'on ne peut les en distinguer, qu'elles n'en sont pas distinctes, qu'elles sont les mêmes. Ces espèces, restées les mêmes, ont bien moins dégénéré encore.

Les chevaux fossiles ne diffèrent en rien des chevaux actuels : ce sont les mêmes chevaux. Le type du cheval n'a donc pas été altéré par les révolutions du globe.

Le type de l'éléphant ne l'a pas été davantage. Selon M. de Blainville, le *mammouth* ou *éléphant fossile* est le même animal que l'éléphant actuel des Indes. Selon M. Cuvier, le mammouth et l'éléphant des Indes sont deux espèces distinctes. Je prends l'opinion de M. de Blainville : si le mammouth est le même animal que l'éléphant des Indes, les révolutions du globe n'ont donc rien fait à l'espèce ; l'espèce n'a pas changé. Je passe à l'opinion de M. Cuvier : si le mammouth et l'éléphant des Indes sont deux espèces distinctes, les révolutions du globe n'ont donc pas empêché ces deux espèces de rester distinctes; elles n'ont pas fait que deux espèces si voisines soient passées de l'une à l'autre.

Il fut un temps où la Sibérie était peuplée d'éléphants : ces éléphants ont disparu ; mais ils n'ont pas laissé, à leur place, des éléphants modifiés ou *dégénérés*.

Il fut un temps où l'Amérique était peuplée de mastodontes. Ces mastodontes ont disparu ; mais ils n'ont pas laissé à leur place d'autres formes de mastodontes.

Il fut un temps où le sol de Paris était couvert de palæothériums et d'anoplothériums. Ces palæothériums et ces anoplothériums ont disparu ; mais nous ne voyons aucun animal d'aujourd'hui que nous puissions faire venir de ceux-là par une modification, par une dégénération quelconque.

Concluons donc que les espèces restent constantes, qu'elles sont fixes, que rien ne les fait changer, et que les *causes violentes*, les *causes brusques* ne peuvent pas plus, ne font pas plus en cela que les *causes lentes*.

3° *Du croisement des espèces.* S'il y avait au monde une cause plausible du changement des espèces, cette cause se trouverait sans doute dans le mélange même des espèces entre elles.

Lorsque deux espèces voisines s'unissent ensemble, il résulte de cette union un animal mi-parti des deux, un *métis* ou *mulet*. Voilà donc un commencement d'espèce nouvelle : oui, mais cette espèce *artificielle* n'est pas durable.

Le cheval et l'âne, l'âne, le zèbre et l'hémione, le loup et le chien, le chien et le chacal, le bouc et le bélier, le daim et l'axis, etc., s'unissent et produisent ensemble ; mais les individus nés de ces unions croisées, ces individus mélangés n'ont qu'une *fécondité bornée*.

On cite quelques exemples de mules qui ont produit avec le cheval ou l'âne ; on n'en cite point de mules qui aient produit avec le *mulet*.

Les métis de chien et de loup sont stériles dès la troisième génération ; les métis de chacal et de chien le sont dès la quatrième.

Et il y a plus : si l'on réunit ces métis à l'une des deux espèces primitives, ils reviennent bientôt, complétement et totalement, à cette espèce.

Mes expériences sur le croisement des espèces m'ont été une occasion de faire beaucoup d'observations en ce genre.

L'union du *chien* et du *chacal* donne un métis, un animal mixte, un animal à peu près également mélangé de l'un et de l'autre, mais où pourtant le type *chacal* domine sur le type *chien*.

J'ai remarqué en effet, dans mes expériences, que tous les types ne sont pas également dominants et fermes. Le type du chien est plus ferme que celui du loup ; celui du chacal plus que celui du chien ; celui du cheval l'est moins que celui de l'âne, etc. Le métis du chien et du loup tient plus du chien que du loup ; le métis du chacal et du chien tient plus du chacal que du chien ; le métis du cheval et de l'âne tient moins du cheval qu'il ne tient de l'âne : il a les oreilles, le dos, la croupe, la voix de l'âne ;

le cheval hennit, l'âne brait, et le mulet brait comme l'âne, etc.

Le métis du chien et du chacal tient donc plus du chacal que du chien : il a les oreilles droites, la queue pendante, il n'aboie pas, il est sauvage ; il est plus chacal que chien.

Voilà pour le premier produit de l'union croisée du chien avec le chacal. Je continue à unir, de génération en génération, les produits successifs avec l'une des deux tiges primitives, avec celle du chien, par exemple.

Le métis de seconde génération n'aboie pas encore, mais il a déjà les oreilles pendantes par le bout ; il est moins sauvage.

Le métis de troisième génération aboie ; il a les oreilles pendantes, la queue relevée ; il n'est plus sauvage.

Le métis de quatrième génération est tout à fait chien.

Quatre générations ont donc suffi pour ramener l'un des deux types primitifs, le type chien ; et quatre générations suffisent de même pour ramener l'autre type, le type chacal.

Ainsi donc, ou les métis, nés de l'union de

deux espèces distinctes, s'unissent entre eux, et ils sont bientôt stériles ; ou ils s'unissent à l'une des deux tiges primitives, et ils reviennent bientôt à cette tige : ils ne donnent, dans aucun cas, ce qu'on pourrait appeler une espèce nouvelle, c'est-à-dire une espèce intermédiaire durable.

Soit donc que l'on considère les causes externes : la succession des temps, des années, des siècles, les révolutions du globe, ou les causes internes, c'est-à-dire le croisement des espèces, les espèces ne s'altèrent point, ne changent point, ne passent point de l'une à l'autre : les espèces sont *fixes*.

§ 2. — *Des races.*

« L'empreinte de chaque espèce, » dit Buffon, « est un type dont les principaux traits « sont gravés en caractères ineffaçables et per- « manents à jamais; mais toutes les touches « accessoires varient : aucun individu ne res- « semble parfaitement à un autre; aucune es-

« pèce n'existe sans un grand nombre de va-
« riétés[1]. »

Les *races* sont les variations des *touches accessoires* de l'*espèce.*

Il y a, dans chaque *espèce*, deux *tendances* très-manifestes : 1° la tendance à varier dans certaines limites, et 2° la tendance à léguer de génération en génération les modifications acquises par une première.

1° *De la tendance de l'espèce à varier dans certaines limites.* Rien de plus marqué que cette tendance. Sous le même climat, dans le même lieu, dans la même portée, on trouve souvent, on trouve presque toujours, des petits de taille, de couleur, de conformation différentes : on en trouve de petits, de grands, à oreilles droites, à oreilles pendantes, à poil court, à poil long, etc. ; « aucun individu ne « ressemble parfaitement à un autre, » comme le dit Buffon.

Encore une fois, rien de plus manifeste que la tendance; mais rien aussi de plus manifeste

[1] T. III, p. 418.

que les limites de la tendance : des oreilles droites ou pendantes, un poil long ou court, ne sont que les caractères superficiels, les *touches accessoires* de l'être. Le caractère profond, celui qui fait la réalité et l'unité de l'espèce, savoir la *fécondité continue*, ce caractère n'est point affecté, n'est point atteint. Tous ces individus à poil long, à poil court, à oreilles droites, à oreilles fléchies, etc., sont féconds entre eux, et féconds d'une *fécondité continue*.

On définissait l'espèce : une collection d'individus plus ou moins semblables entre eux, et tous venus les uns des autres ou de parents communs. J'ai fait voir que la ressemblance n'est qu'une condition secondaire ; la condition essentielle est la descendance : ce n'est pas la ressemblance, c'est la *succession* des individus qui fait l'espèce[1].

2° *De l'hérédité* ou *tendance de l'espèce* à léguer, de génération en génération, les modifications acquises par une première. Si les *varia-*

[1] Voy. mon *Hist. des travaux de Cuvier.*

tions, les *modifications* acquises par une première génération n'étaient pas transmissibles de celle-là aux autres, ces *variations* resteraient individuelles et propres : elles ne feraient point *race* ou caractère de *race.* Ce n'est que parce qu'elles se transmettent qu'elles font *race.*

Et non-seulement elles se transmettent, mais elles se développent, elles s'accroissent ; on peut les rendre excessives ; on peut aussi les corriger et les restreindre.

On les rend excessives en unissant ensemble les individus qui ont les mêmes *variations :* les grands aux grands, les petits aux petits, etc. C'est ainsi que nous faisons toutes nos races de grands chevaux, toutes nos races de petits chiens, etc.

On les restreint, on les corrige, en unissant ensemble les individus qui ont des *variations*, des *modifications opposées :* les petits avec les grands, ceux à poil court avec ceux à poil long, etc. ; en compensant un excès par l'excès contraire ; en *contrastant*, comme dit Buffon, en *contrastant les figures.*

Je ne parle point ici du *climat*, de la *nourriture*, de la *température*, de la *domesticité*. L'influence de toutes ces causes sur la variation des *espèces*, c'est-à-dire sur la production des *races*, est trop connue pour que je m'y arrête. Je fais seulement remarquer que ce ne sont là que de simples causes *médiates*, *éloignées*, *externes*, et qui n'ont d'effet que parce que les *causes immédiates*, *prochaines*, *internes*, se prêtent à cet effet et le favorisent. Le *climat*, la *nourriture*, la *température*, auraient beau agir : si l'espèce n'avait pas une certaine tendance à varier, elle ne varierait pas; et; de même, sans une certaine tendance à la transmission des variations acquises, ces variations finiraient avec l'individu et ne feraient point *race*. Tout le mécanisme de la formation des *races* roule sur ces deux causes internes : la *tendance* de l'espèce à varier, et la *transmission* des variations acquises.

Mais ces deux forces réunies, la tendance primitive à *variation* et la *transmission* successive des variations acquises, jusqu'où vont-elles? Vont-elles jusqu'à faire sortir une *race* de son *espèce*, jusqu'à faire que cette *race* ne soit plus féconde avec les autres *races* de son *espèce?* Nullement.

Toutes nos *races*, et le nombre en est presque infini, de chiens, de chevaux, de brebis, de chèvres, etc., sont, dans chaque *espèce*, fécondes entre elles, et continûment, indéfiniment fécondes.

L'*espèce* n'est point une *race ;* ce n'est point celle-ci plutôt que celle-là, ce n'en est point une préférablement aux autres, et c'est là ce qu'il faut bien remarquer : l'*espèce* est un ensemble donné de *races*.

Toutes les *races* de chiens composent l'*espèce* du chien, toutes les *races* de chevaux celle du cheval, toutes les *races* de chèvres celle de la chèvre, etc., etc.

Et toutes ces *races* ont également, pour souche et pour limites, l'*espèce*. Toutes viennent de l'*espèce* et aucune n'en sort. Toutes en viennent par la génération, et toutes y restent attachées par la génération, par la communauté de sang, de germe, de reproduction.

« Lorsque, dit Buffon, après des siècles « écoulés, des continents traversés.... l'homme « a voulu s'habituer à des climats extrêmes et « peupler les sables du Midi et les glaces du « Nord, les changements sont devenus si grands « et si sensibles, qu'il y aurait lieu de croire « que le Nègre, le Lapon et le Blanc forment « des espèces différentes, si l'on n'était assuré... « que ce Blanc, ce Lapon et ce Nègre, si dis- « semblants entre eux, peuvent cependant « s'unir ensemble, et propager en commun la « grande et unique famille de notre genre hu- « main : ainsi leurs taches ne sont point ori- « ginelles; leurs dissemblances n'étant qu'exté- « rieures, ces altérations de nature ne sont que « superficielles, et il est certain que tous ne « font que le même homme, qui s'est verni de « noir sous la zone torride, et qui s'est tanné, « rapetissé par le froid glacial du pôle de la « sphère[1]. »

En résumé, il y a des caractères superficiels, et ces caractères superficiels *varient;* mais il y

[1] T IV, p. 110.

a un caractère profond, lequel constitue l'unité, l'identité, la réalité de l'espèce, savoir, la *fécondité continue*, et ce caractère *ne varie point :* il est immuable.

Ainsi donc, toujours données par l'*espèce*, et ne sortant jamais de l'*espèce*, les *races* ne l'altèrent point, ne la dénaturent point, et ce qui, mal compris, a fait dire que les espèces *varient*, étant mieux compris, nous fait voir qu'elles varient en effet, mais qu'elles ne varient toutefois qu'entre certaines limites infranchissables et fixes.

Les *races* sont la limite extrême de la variation des *espèces*.

§ 3. — *De la proportion des sexes dans les naissances.*

Je profite de l'occasion que m'offre ce chapitre pour indiquer le résultat de quelques observations que j'ai recueillies dans ces derniers temps, et qui touchent de fort près au sujet que je viens de traiter.

« Dans l'espèce de l'homme, dit Buffon, il

« naît environ un seizième d'enfants mâles de « plus que de femelles, et on verra dans la suite « qu'il en est de même de toutes les espèces « d'animaux sur lesquelles on a pu faire cette « observation[1]. »

« Il paraît presque certain, dit-il ailleurs, que « le nombre des mâles, qui est déjà plus grand « que celui des femelles dans les espèces pures, « est encore bien plus grand dans les espèces « mixtes[2].»

On remarquera ces mots : *il paraît presque certain*. Buffon ne cite, en effet, à l'appui de cette seconde assertion que quatre faits.

L'union du *bouc* et de la *brebis* lui donna, en 1751, neuf mulets, sept mâles et deux femelles. Cette même union du *bouc* et de la *brebis*

[1] T I, p. 464. — « Le tableau, que nous avons dressé, « offre le resumé du mouvement de la population en France « pour chacune des trente-deux années comprises de 1817 « jusqu'à 1848. Pendant ces trente-deux ans, il est né en « France 15,947,668 garçons et 15,020,756 filles. Le rapport « du premier nombre au second est à peu près égal à $\frac{17}{16}$. « Ainsi les naissances moyennes annuelles des garçons excèdent d'un seizième celle des filles. » *Annuaire du Bureau des longit.*, année 1850.

[2] T IV, p. 199.

lui donna, en 1752, huit mulets, six mâles et deux femelles. D'un autre côté, il apprit, en 1775, du marquis de Spontin-Beaufort, que l'union du *chien* avec la *louve* avait donné quatre mulets, trois mâles et une femelle. Enfin, sur dix-neuf petits, provenus d'une *serine* et d'un *chardonneret*, Buffon ne compta que trois femelles.

« Voilà, ajoute-il, les seuls faits que je « puisse présenter comme certains sur ce sujet, « dont il ne paraît pas qu'on se soit jamais oc« cupé, et qui cependant mérite la plus grande « attention; car ce n'est qu'en réunissant plu« sieurs faits semblables qu'on pourra dévelop« per ce qui reste de mystérieux dans la géné« ration par le concours de deux individus « d'espèces différentes, et déterminer les pro« portions des puissances effectives du mâle et « de la femelle dans toute reproduction[1]. »

J'ai réuni un beaucoup plus grand nombre d'observations que Buffon; et cependant ce nombre, plus grand, est encore très-petit.

[1] T. IV, p. 193.

Depuis 1845, époque où j'ai commencé à m'occuper de ce genre d'études, j'ai recueilli cinquante-neuf faits.

Cinquante-neuf portées, provenant, soit de l'union du *loup* avec la *chienne*, soit de l'union de la *chienne* avec le *chacal*, soit de l'union des *métis* entre eux, m'ont donné deux cent quatre-vingt-quatorze petits : cent soixante et un mâles et cent trente-trois femelles, c'est-à-dire plus d'un *sixième* de plus de *mâles* que de *femelles*.

La prévision de Buffon se trouve donc confirmée et justifiée : le nombre des mâles, qui est déjà plus grand que celui des femelles dans les espèces pures, est beaucoup plus grand encore dans les espèces mixtes.

Il n'est que d'un *seizième* dans les espèces pures ; il est de plus d'un *sixième* dans les espèces mixtes.

J'ai fait voir, dans cette suite de chapitres, que tout, dans l'économie animale, est soumis à des lois fixes : la durée des âges de la vie, la durée de la vie totale, la proportion des espèces dans les différents âges du globe, par-dessus tout la nature et la permanence des espèces, et jusqu'à ce rapport, si délicat qu'il ne paraît presque pas susceptible de souffrir de règle, la prédominance des mâles sur les femelles dans les naissances.

III

DE LA FORMATION DE LA VIE

§ 1. — *De la continuité de la vie et des générations spontanées.*

La première loi de la vie est la loi de continuité. La vie ne naît que de la vie. Tout être vivant vient d'un parent. La succession des individus, nés les uns des autres, est l'*espèce*.

« Un individu, dit très-bien Buffon, n'est rien « dans l'univers ; cent individus, mille, ne sont « encore rien ; les espèces sont les seuls êtres de la nature[1]... »

En effet, les individus périssent, mais la vie

[1] T. III, p 414

ne périt pas. Avant de périr, ils l'ont transmise :

Et quasi cursores vitai lampada tradunt.
LUCR.

Tout dépend ici du point de vue auquel on se place. Si je considère les individus, je ne vois que destruction et reproduction successives ; si je considère l'espèce, je ne vois que continuité et perpétuité.

« Mettons un moment, dit Buffon, l'espèce à « la place de l'individu;... imaginons quelle « serait la vue de la nature pour un être qui « représenterait l'espèce humaine entière ;... « les idées de renouvellement et de destruction « ou plutôt ces images de la mort et de la vie, « quelque grandes, quelque générales qu'elles « nous paraissent, ne sont qu'individuelles et « particulières : l'homme, comme individu, « juge ainsi la nature ; l'être, que nous avons « mis à la place de l'espèce, la juge plus gran- « dement, plus généralement. Il ne voit dans « cette destruction, dans ce renouvellement, « dans toutes ces successions, que permanence « et durée; la saison d'une année est, pour

« lui, la même que celle de l'année précédente, « la même que celle de tous les siècles; le « millième animal, dans l'ordre des généra- « tions, est pour lui le même que le premier « animal... Dans le torrent des temps qui « amène, entraîne, absorbe tous les individus « de l'univers, il trouve les espèces constantes, « la nature invariable : la relation des choses « étant toujours la même, l'ordre des temps « lui paraît nul; les lois du renouvellement ne « font que compenser, à ses yeux, celles de « la permanence. Une succession continuelle « d'êtres, tous semblables entre eux, n'équi- « vaut, en effet, qu'à l'existence perpétuelle « d'un seul de ces êtres[1]. »

De ces abstractions élevées, passons aux faits.

La vie de chaque espèce est comme une chaîne dont tous les anneaux *viennent*, et, si je puis ainsi dire, *sortent* les uns des autres. Qu'un anneau manque, et l'espèce est perdue.

Je prends tout de suite un exemple; et l'es-

[1] T. III, p. 415.

pèce du pigeon m'en fournit un très-commode.

Chaque couvée de pigeons donne deux petits ; un mâle et une femelle. Le premier couple en donne un second, le second un troisième, le troisième un quatrième, le quatrième un cinquième,...... le dix-neuvième un vingtième. Supprimez ce vingtième (car je ne tiens pas compte ici des tiges collatérales), et l'espèce du pigeon est perdue.

Je viens de dire que chaque couvée de pigeons donne deux petits : un mâle et une femelle. Ajoutez que, des deux œufs pondus, c'est presque toujours le premier qui donne le mâle.

« Ordinairement, dit Aristote, le pigeon pro-
« duit, d'une même couvée, un mâle et une
« femelle, et ordinairement encore l'œuf qui
« renferme le mâle est pondu le premier ; en-
« suite la mère laisse passer communément un
« jour ; après quoi elle pond l'autre œuf[1]... »

J'ai voulu répéter une expérience qui avait été faite par Aristote.

[1] *Hist. des animaux* liv. VI, ch iv

Onze couvées successives d'un même couple de pigeons m'ont donné dix fois de suite deux petits, un mâle et une femelle, et toujours le mâle est venu du premier œuf pondu. A la onzième fois, il y a eu trois œufs : le premier a produit une femelle, le second un mâle, le troisième n'a rien produit.

Je reviens à mon sujet. A parler rigoureusement, la vie ne recommence donc pas à chaque nouvel individu ; elle ne commence qu'avec l'espèce. Pour chaque espèce, la vie n'a commencé qu'une fois. A compter de là, elle a passé d'un être à l'autre, sans interruption, sans rupture, dans toutes les espèces qui aujourd'hui encore subsistent : toutes les espèces où une rupture s'est faite, où une interruption s'est produite, où le *fil continu* de la vie s'est rompu, sont aujourd'hui des espèces perdues.

Et ces espèces perdues ne renaissent plus.

Il fut un temps où le sol d'Europe était couvert de *mastodontes*, d'*éléphants*, d'énormes *reptiles ;* il fut un temps où le sol de Paris était couvert de *palæothériums*, de *lophiodons*, etc. :

tous ces animaux ont disparu, et disparu pour ne plus renaître.

On se rejette en vain sur les *générations spontanées*. Les générations spontanées ne sont qu'une vieille hypothèse, et de toutes les hypothèses la plus gratuite.

« Il est vraysemblable, nous dit Plutarque, « que la première génération a été faicte entière « et accomplie de la terre[1],...... » c'est-à-dire par génération spontanée. Il convient pourtant que de son temps, il ne se formait plus que des *souris* de cette manière.

Aristote réduisait la génération spontanée aux *insectes*, à quelques *mollusques*, à quelques *poissons*, c'est-à-dire aux animaux dont il ne connaissait pas encore le mode de génération effective.

Un physiologiste de nos jours, M. Burdach, admet la génération spontanée pour les *poissons*, mais il ajoute qu'il serait *trop hardi* de

[1] *Les propos de table*, liv. II .. sans avoir besoin ajoute-« t-il, et l'addition est curieuse de tels outils ny tels vases « que la nature a fait et inventé depuis ès femelles, qui portent et engendrent à cause de son impuissance et imbécil-« lité. »

l'admettre pour les *crapauds* et pour les *grenouilles*[1]. On ne conçoit pas ce scrupule. Il faut déjà beaucoup de hardiesse, beaucoup plus que ne le suppose M. Burdach, pour admettre la génération spontanée dans les *poissons*.

Communément on n'en a pas autant. On se rabat sur les petits animaux. C'est qu'on n'a pas disséqué ces petits animaux : « Qu'a de « plus, aux yeux du philosophe, » dit, avec beaucoup de raison Swammerdam, « un élé- « phant, une baleine, que le plus petit ani- « malcule? L'un et l'autre est vivant, et c'est « le vivant qui étonne et qui confond le phi- « losophe; l'un et l'autre est pourvu de toutes « les parties solides et de toutes les liqueurs « nécessaires à sa conservation, à son accroisse- « ment et à sa reproduction; l'un et l'autre a « son instinct, ses inclinations, ses mœurs : « tout cela semble même plus à l'aise dans l'élé-

[1] « Si nous croyons possible que des poissons se forment « dans l'eau sous l'influence de l'air, de la chaleur et de la « lumière, il nous paraît, au contraire, trop hardi de penser « que les crapauds qu'on a trouvés vivants dans l'intérieur « de gros blocs de pierre y aient été produits par des sub- « stances organiques putréfiées. » *Traité de physiologie*, t. I, p. 45, trad. franç

« phant que dans la fourmi, dont la petitesse « est une merveille de plus[1]. »

M. de Lamarck trouve que le *polype* est déjà trop compliqué pour pouvoir être produit par génération spontanée; mais il dit que la *monade* peut être produite ainsi. M. Ehrenberg, qui a disséqué des animaux plus petits encore que la *monade*, et qui a su y découvrir une structure, en son genre si merveilleuse, M. Ehrenberg se garde bien de le dire[2].

A mesure que la science fait un pas en avant, les partisans des générations spontanées en font un en arrière. Ils se rejettent des *poissons* sur les *insectes*, et s'y tiennent, tant que Swammerdam et Redi ne sont pas venus; ils se rejettent des *insectes* sur les *animaux infusoires*, et s'y tiendront sans doute jusqu'à ce que l'art habile d'un Ehrenberg nous ait aussi complétement dévoilé la génération positive et propre de ces animaux que les Swammerdam

[1] *Hist. des insectes.*

[2] Voy. les beaux travaux de M. Ehrenberg sur les *infusoires*.

et les Redi l'ont fait pour la génération des insectes.

§ 2 — *De la part égale du mâle et de la femelle dans la formation du nouvel être et de la preexistence des germes.*

L'hypothèse, très-commode, mais très-absurde, des *générations spontanées* étant écartée, se présente tout entier l'impénétrable problème de la *formation des êtres.* Comment se produit, comment se forme chaque nouvel individu, chaque nouvel être? Pour se tirer de la difficulté, qui n'est pas petite, quelques esprits très-supérieurs, des philosophes tels que Malebranche et Leibnitz, des naturalistes tels que Swammerdam, Redi, Malpighi, ont imaginé de dire que le nouvel être ne se forme pas, qu'il était tout formé; et de là le fameux système de la *préexistence des germes.*

« On demande, disait Buffon, comment un « être produit son semblable, et l'on répond : « c'est qu'il était tout produit. Peut-on recevoir « cette solution[1]? »

[1] T I, p. 440.

Bonnet, ce partisan si décidé de la préexistence des germes, nous dit naïvement : « La « philosophie, ayant compris l'impossibilité où « elle était d'expliquer mécaniquement la for- « mation des êtres organisés, a imaginé heu- « reusement qu'ils existaient déjà en petit, sous « la forme de germes ou de corpuscules orga- « niques[1]. »

Je prie le lecteur de remarquer ces mots : *la philosophie a imaginé heureusement*. La *préexistence des germes* n'est en effet qu'un expédient philosophique *heureusement imaginé*, et, comme tous les expédients de ce genre, *imaginé* pour masquer une impuissance.

Le célèbre naturaliste Swammerdam, après avoir retrouvé le *papillon* dans la *chrysalide*, la *chrysalide* dans le *ver*, le *ver* dans l'*œuf*, ravi d'enthousiasme à l'aspect de ces belles découvertes, s'était écrié : « Pour exposer en deux « mots mon opinion, il suffit de dire ici que je « crois qu'il ne se fait point de vraie généra- « tion dans la nature, encore moins de généra-

[1] *Considérations sur les corps organisés*, ch. I, § 1

« tion fortuite, mais que la production des êtres « n'est autre chose que le développement de « leurs germes déjà existants[1]. »

Aussitôt Malebranche et Leibnitz s'emparèrent de ce point de vue.

« Des personnes fort exactes aux expérien- « ces, » dit Leibnitz, « se sont déjà aperçues, de « notre temps, qu'on peut douter si jamais un « animal tout à fait nouveau est produit, et si « les animaux tout en vie ne sont déjà en petit « avant la conception dans les semences aussi « bien que les plantes...[2]. » « C'est ici, » dit-il encore, « que les transformations de MM. Swam- « merdam, Malpighi et Leuwenhoeck, qui sont « des plus excellents observateurs de notre « temps, sont venues à mon secours et m'ont « fait admettre plus aisément que l'animal ne « commence point lorsque nous le croyons, « et que sa génération apparente n'est qu'un « développement et une espèce d'augmenta- « tion...[3] »

[1] *Hist. des insectes.*
[2] *Œuvres compl.*, t. VI, p. 431.
[3] *Ibid*, p. 125.

Et voilà les *germes préexistants* établis.

On sait que Leibnitz ne s'en tint pas là. Après avoir posé le principe que les êtres ne commencent pas, il en tira bien vite la conséquence qu'ils ne finissent pas non plus. « Cette doctrine étant posée, dit-il, il sera « raisonnable de juger que ce qui ne com- « mence pas de vivre ne cesse pas de vivre « non plus, et que la mort, comme la gé- « nération, n'est que la transformation du « même animal qui est tantôt augmenté, tantôt « diminué[1]. »

Leibnitz voulait des idées qui se soutinssent, qui se suivissent, qui fissent chaîne : « J'aime, » disait-il, « les maximes qui se soutiennent ; » et ceci nous rappelle le mot de Fontenelle sur ce philosophe : « Qu'avec lui on eût vu le bout

[1] Leibnitz ajoute : « Et cela nous découvre encore des « merveilles de l'artifice divin, où l'on auroit jamais pensé, « c'est que les machines de la nature, étant machines « jusque dans leurs moindres parties, sont indestructibles « à cause de l'enveloppement d'une petite machine dans « une plus grande à l'infini. (*Œuvres complètes*, t. VI, p. 431.)

« des choses, ou plutôt qu'elles n'ont pas de « bout[1]. »

Malebranche n'avait pas été moins frappé que Leibnitz des expériences de Swammerdam : « J'ai ouï conter, nous dit-il, qu'un savant hol- « landais avait trouvé le secret de faire voir « dans les coques des chenilles les papillons qui « en sortent...[2]. » La théorie du *dépouillement* des insectes l'avait enchanté, et il se plaît à nous l'exposer. « Descendons à quelque détail « qui nous délasse l'esprit... J'ai actuellement « dans une boîte avec du sable un insecte qui « me divertit, et dont je sais un peu l'histoire; « on l'appelle *formica-leo*. Il se transforme en « une de ces espèces de mouches qui ont le ven- « tre fort long, et qu'on appelle, ce me semble, « *demoiselles*[3]. — *Théodore :* Je sais ce que c'est, « Théotime. Mais vous vous trompez de croire « qu'il se transforme en demoiselle. — *Théo-*

[1] *Eloge de Leibnitz*

[2] *Entretiens sur la metaphysique*, X[e] entretien

[3] On appelle, il est vrai, *demoiselle* l'insecte du *formica-leo;* mais plus communément on reserve ce nom pour l'insecte des *libellules*.

« *time :* Je l'ai vu, Théodore; ce fait est con-
« stant. — *Théodore :* Et moi, Théotime, je vis « l'autre jour une taupe qui se transforma en « merle... Comment voulez-vous qu'un animal « se transforme en un autre?... — *Théotime* : « Je vous entends, Théodore; le *formica-leo* ne « se transforme point : il se dépouille seule- « ment de ses habits et de ses armes...[1] »

La prétendue *transformation*, la *métamorphose*, n'est donc qu'un *dépouillement*. Le papillon se *dépouille* de la *chrysalide*, la chrysalide se *dépouille* du *ver*, le ver de l'*œuf*, l'œuf, le *germe* actuel, du *germe* dans lequel il était contenu, et toujours ainsi, de *germe* en *germe*, jusqu'au premier. « Dieu, dit Malebranche, a « formé dans une seule mouche toutes celles « qui en devaient sortir[2]. »

Je ne veux rien omettre ici de tout ce qui peut être compté en faveur du système de la *préexistence des germes*. J'ajoute donc qu'il a été adopté

[1] *Entret. sur la métaphysique*, XIe entretien.
[2] *Ibid.*, X[e] entretien

par Haller[1] et par Cuvier[2], par le plus grand physiologiste du dix-huitième siècle et par le plus grand naturaliste du dix-neuvième.

Malgré tant d'autorités, et si imposantes, je ne puis l'admettre.

Il arrive toujours un moment où un système, quel qu'il soit, ne peut plus être conservé ; et ce moment est celui où les faits paraissent. « On peut suivre un système, disait Aristote, « tant que les faits ne sont pas connus ; mais « dès que les faits sont connus, il faut suivre « les faits et laisser le système[3]. »

Or j'ai toujours vu, dans mes expériences

[1] Haller avait commencé par adopter le système de l'*épigenèse*, de la *formation du fœtus* parties par parties. Ses belles études sur le *developpement du poulet dans l'œuf* le conduisirent peu à peu à l'opinion contraire. — « J'ai assez « laissé entrevoir, dans mes ouvrages, que je penchais vers « l'épigenèse; mais ces matières sont si difficiles, et mes ex- « periences sur l'œuf sont si nombreuses, que je propose au- « jourd'hui avec moins de répugnance l'opinion contraire qui « commence à me paraître la plus probable. » (IIe *Memoire sur la formation du poulet*, section XIII : *Corollaires mêles*.

[2] « Les méditations les plus profondes, comme les obser- « vations les plus délicates, n'aboutissent qu'au mystère de la « préexistence des germes. » (Cuvier, *Regne animal*, t. I, p. 17, 2e édit.

[3] *De generatione*, lib. III, cap. X.

sur le *croisement des espèces*, que le mâle avait une part égale à celle de la femelle dans la production du nouvel être.

Le *métis*, provenant de l'union de la *chienne* avec le *chacal*, est un vrai *métis* : un animal *mi-parti* de *chien* et de *chacal*, un animal fait de deux moitiés, d'une moitié de *chien* et d'une moitié de *chacal*.

Comment concilier ce résultat avec la préexistence du *germe*? Si le germe préexiste dans la *chienne*, il y est tout *chien* : il n'y est pas d'avance moitié *chacal* et moitié *chien*; certainement la moitié *chacal* ne préexistait pas dans la *chienne*.

Je continue mon expérience. Je prends ce métis, que je suppose une femelle, et je l'unis avec un *chacal*. J'obtiens un second métis, qui n'a plus qu'un quart de *chien*. Je continue encore, et en procédant toujours de même : à la troisième génération, le métis n'a plus qu'un huitième de *chien* ; à la quatrième, il n'a plus rien du *chien*.

J'ai donc changé un germe de *chien* en un germe de *chacal*, car le germe primitif, le germe qui était dans la *chienne*, était un germe de *chien*.

En substituant, dans mon expérience, la *chacale* à la *chienne* et le *chien* au *chacal*, j'aurais pu changer de même (je n'ai pas besoin de le dire) un germe de *chacal* en un germe de *chien*.

Il dépend donc de moi de changer un germe en un autre, un germe de *chacal* en un germe de *chien*, un germe de *chien* en un germe de *chacal*, ou plutôt, et à parler plus sérieusement, je ne change rien, car rien n'était formé encore, rien n'était préformé, et il n'y a point de *germes préexistants*.

§ 3. — *De la force de reproduction organique et des germes reparateurs*

Il y a dans l'économie animale, non-seulement une force de *développement* qui conduit peu à peu chaque partie jusqu'au terme précis qui lui est marqué, mais une force individuelle et réelle de *reproduction*.

Les expériences de Trembley ont mis cette

force en évidence dans le *polype*. Un *polype* peut être coupé par morceaux : chaque morceau coupé reproduit un nouveau *polype*.

Les expériences de Bonnet sur les *naides* nous offrent, en un certain sens, quelque chose de plus étonnant encore ; car la *naïde* est un animal d'une structure beaucoup plus compliquée que le *polype* : c'est un *annélide*, un *ver à sang rouge*. Le tissu du *polype* est tout homogène. Les *naides*, au contraire, ont des organes très-distincts : un système nerveux tout aussi marqué que celui des insectes, un double système de vaisseaux sanguins, des organes propres de digestion, etc., etc.

Eh bien, on peut couper une *naide* par morceaux, et chaque morceau donne une nouvelle *naide*. Bonnet est allé jusqu'à couper une *naide* en vingt-six morceaux, et il s'est reproduit vingt-six *naides*. Il a coupé la tête à la même *naide* jusqu'à douze fois, et cette *naide* a reproduit douze fois sa tête[1].

J'ai répété bien souvent, et avec beaucoup de soin, ces curieuses expériences.

[1] *Observ. sur quelques vers d'eau douce* etc

J'ai coupé des *naides* en dix, en douze, en quinze, en vingt morceaux. Chaque morceau coupé, après quelques contorsions, devient immobile : bientôt son épiderme se détache et l'enveloppe comme d'une sorte de cocon. Dès le deuxième ou troisième jour, les deux bouts du fragment de *naide* paraissent déjà allongés, coniques, à demi transparents : c'est un commencement de reproduction de la tête et de la queue. Au bout de trois jours, le morceau coupé se dégage de son enveloppe, et l'on a sous les yeux une *naide* complète. A chaque extrémité, on voit trois ou quatre anneaux de nouvelle formation, et que l on distingue facilement des anciens parce qu'ils sont beaucoup plus pâles.

Au bout d'un mois, le bout caudal de nouvelle formation a jusqu'à quarante anneaux, et le bout supérieur en a huit ou dix. A la merveille même de la reproduction s'en est ajoutée une autre, celle de la rapidité de reproduction.

Si l'on coupe la patte d'une *salamandre*, cette patte repousse : si on la coupe une seconde fois, une troisième, elle repousse encore. Bonnet a coupé jusqu'à quatre ou cinq fois la patte d'une *salamandre*, et cette *salamandre* a reproduit autant de fois sa patte.

J'ai coupé les pattes de plusieurs *salamandres*, tantôt dans la *continuité*, et tantôt dans la *contiguité*, c'est-à-dire tantôt en retranchant une partie du bras ou de l'avant-bras, et tantôt en désarticulant l'avant-bras du bras ou le bras de l'épaule. Dans les deux cas, la reproduction a été complète.

J'ai fait l'anatomie des nouvelles pattes, et j'y ai trouvé les mêmes os que dans les pattes primitives : dans les pattes de devant, un *humérus*, un *radius* et un *cubitus*, un *carpe*, un *métacarpe* et *quatre doigts* ; dans les pattes de derrière, un *fémur*, un *tibia* et un *péroné*, un *tarse*, un *métatarse* et *cinq doigts;* j'y ai trouvé les mêmes *muscles*, les mêmes *vaisseaux*, les mêmes *nerfs*, etc.

La queue se reproduit, comme les pattes, quand on l'a coupée, et la queue reproduite a des *vertèbres*, et les mêmes *vertèbres* que la queue première.

La reproduction des pattes est à peu près achevée au bout de deux mois et demi ; celle de la queue est un peu plus lente.

Voilà donc des parties d'animal qui se reproduisent tout entières : des queues, des pattes de *salamandre*, des têtes, des queues de *naïdes*, etc. Comment expliquer de tels faits ? Rien ne parut alors plus facile.

On venait d'imaginer des *germes d'ensemble* pour expliquer la formation de l'être total ; on imagina des *germes partiels*, des *germes locaux*, pour expliquer la *reproduction* des parties.

« Tout ce que nous pouvons avancer de plus « commode, » dit Réaumur dans son remarquable mémoire sur la *reproduction des jambes de l'écrevisse*[1], « c'est de supposer que ces petites « jambes que nous voyons naître étaient chacune renfermée dans de petits œufs, et « qu'ayant coupé une partie de la jambe, les « mêmes sucs qui servaient à nourrir et à « faire croître cette partie sont employés à

[1] *Mém. de l'Académie des sciences*, année 1712.

« faire développer et naître l'espèce de petit « germe de jambe renfermé dans cet œuf. » — « Mais, » ajoute bientôt Réaumur, et très-judicieusement, « quelque commode après tout « que soit cette supposition, peu de gens se « résoudront à l'admettre... »

Bonnet a plus de confiance : il pose des *germes réparateurs*, et non-seulement des germes complets, mais des parties, et des parties de parties de germes, des germes, en un mot, « qui ne contiennent précisément que ce qu'il « s'agit de remplacer[1]. » Ce sont les expressions de Bonnet.

Et il fallait bien que Bonnet allât jusque-là ; car si je coupe le bras tout entier, le bras tout entier se reproduit, et, si je ne coupe que la moitié, que le tiers, que le quart du bras, il n'y a que la moitié, que le tiers, que le quart du bras qui se reproduise. Il fallait donc bien, pour rendre l'hypothèse utile, c'est-à-dire pour qu'elle pût répondre à tout, supposer aussi des moitiés, des tiers, des quarts de germes ; mais

[1] *Œuvres complètes*, t. VII, p. 267.

qu'est-ce que des moitiés, qu'est-ce que des quarts de germes? Il n'y a pas plus de *germes réparateurs* que de *germes préexistants*.

Frédéric Cuvier, cet excellent observateur, avait beaucoup étudié le développement du bois du *cerf*, singulière production qui, chaque année, tombe et renaît avec une régularité constante.

« A un certain âge, dit-il, les bois du cerf « commencent à se développer : on aperçoit « d'abord une proéminence légère, recouverte « de la peau, et où un grand nombre de vais- « seaux se répandent, car on y sent une vive « chaleur. Bientôt cette proéminence s'étend, « et, dans quelque espèces, se partage en di- « verses branches : à une certaine époque, ce « développement cesse, la peau qui recouvrait le « bois perd sa chaleur, meurt, se dessèche, et « finit par se déchirer en lambeaux; enfin ce « bois se détache lui-même de sa base et tombe; « une légère hémorrhagie suit ordinairement... « Après vingt-quatre heures, les vaisseaux « qui répandaient du sang sont fermés, une « pellicule mince recouvre toute la plaie, et l'on

« voit immédiatement la production d'un autre « bois commencer : l'extrémité des vaisseaux « se gonfle, un bourrelet se forme, etc... Jusqu'à « présent le développement du bois a été uni- « forme, les vaisseaux se sont étendus dans une « certaine direction, qui est toujours la même « pour chaque espèce; mais, arrivés à un cer- « tain point, ces vaisseaux se partagent : les uns « continuent à se diriger comme auparavant, « tandis que d'autres prennent une direction « différente, et toujours invariable, lorsque au- « cun accident ne survient ; ces derniers, qui « ont formé une branche ou un andouiller, s'ar- « rêtent bientôt, mais les premiers continuent « toujours à se développer, et de temps en temps « quelques-uns se séparent pour donner nais- « sance à d'autres andouillers ; enfin cette végé- « tation s'arrête, la peau qui la recouvre se des- « sèche de nouveau, et le bois tombe pour être « remplacé par un autre bois. »

« Les animaux, ajoute Frédéric Cuvier, of- « frent peu de phénomènes plus inexplicables « que cette espèce de végétation, de production « spontanée, dont on n'aperçoit point le *germe*,

« et qui cependant est soumise à des lois si pré-
« cises et si fixes. »

J'ai fait voir, par mes expériences sur la *formation des os* [1], que, tandis qu'un os se développe, il change, il se renouvelle, il se fait, il se défait, il se refait sans cesse.

Quand un os croît en grosseur ou en longueur, il ne se *gonfle* pas pour devenir plus gros, il ne s'*étend* pas pour devenir plus long. L'os change continuellement de *corps*, de *têtes*; il change continuellement de *matière* pendant qu'il s'accroît. Pour mieux dire encore, et pour dire tout, ce n'est pas le même os qui s'accroît : c'est une suite d'os qui disparaissent, et une nouvelle suite d'os qui se forment.

Ce n'est pas le *même os* qui devient plus gros, ce n'est pas le *même os* qui devient plus long : à un os d'une grosseur donnée succèdent des os de plus en plus gros ; à un os d'une longueur donnée succèdent des os de plus en plus longs.

[1] Voy. mon livre intitulé : *Théorie expérimentale de la formation des os* (1847).

Où sont les *germes* de ces os successifs, de ces os constamment résorbés par le *périoste interne*, à mesure qu'ils sont constamment reproduits par le *périoste externe*[1]? Et la succession, la substitution continuelle de tous ces os les uns aux autres, pendant qu'un os se développe, ne suffirait-elle pas, à elle seule, pour prouver, et prouver de la manière la plus frappante, qu'il n'y a point de *germes*?

Je viens d'examiner, dans ce chapitre, trois grandes questions; et, pour chacune de ces questions, j'ai mis un fait à côté d'une hypothèse.

A côté de l'hypothèse des *générations spontanées*, j'ai mis le fait de la *continuité* de la vie.

La vie ne se forme pas, ne recommence pas avec chaque nouvel individu, chaque nouvel être. La vie ne commence qu'avec l'espèce. A compter du premier être créé de chaque espèce, la vie ne se forme plus : elle se continue.

[1] Voy. mon livre intitulé · *Théorie expérimentale de la formation des os.*

A côté de l'hypothèse de la *préexistence des germes*, j'ai mis le fait de la *part égale* du *mâle* et de la *femelle* dans la production du nouvel être.

Il n'y a point de *germes préexistants*, car le nouvel être se forme de *parts égales* du mâle et de la femelle. Si, avec Hartsoeker et Leibnitz[1], vous supposez les prétendus germes dans le mâle, la part de la femelle ne préexistait pas dans le mâle ; si, avec Bonnet et Haller[2], vous supposez les prétendus germes dans

[1] Hartsoeker et Leibnitz prennent pour *germes primitifs* les *animalcules* des liqueurs prolifiques. Je crois que les « âmes qui seront un jour des âmes humaines ont été, comme celles des autres espèces, dans les semences et dans les ancêtres jusqu'à Adam, et ont existé par conséquent depuis le commencement des choses, toujours dans une manière de corps organisé, en quoi il semble que « M. Hartsoeker et quantité d'autres personnes très-habiles soient de mon sentiment. *Théod.*, § 91. Il est vrai que « les âmes des animaux spermatiques humains ne sont point « raisonnables et ne le deviennent que lorsque la conception « détermine ces animaux à la nature humaine... *Œuvres complètes*, t. IV, p. 715. — Que d'hypothèses complaisamment accumulées ! que de concessions demandées à l'esprit ! Et, pour trancher le mot, quoiqu'il s'agisse enfin de Leibnitz, que de suppositions peu sensées !

[2] Haller et Bonnet placent les *germes primitifs* dans les *œufs*. — Haller tirait même son principal argument, en fa-

la femelle, la part du mâle ne préexistait pas dans la femelle.

A côté de l'hypothèse des *germes réparateurs*, j'ai placé le fait d'une force réelle et formelle de *reproduction*.

De prétendus *germes réparateurs* qu'on ne voit point, qu'on ne localise point, qu'on *imagine heureusement*, comme dit Bonnet, parce qu'on sent l'*impossibilité* d'expliquer la chose, des germes, dont on fait tout ce qu'on veut, des moitiés, des tiers, des quarts de germes, de pareils germes ne sont qu'un mot. Il n'y a point de tels germes, mais il y a une force évidente, patente, une force constante de *reproduction*.

On me dira peut-être que ces nouvelles forces que je propose, la force de *continuité de la vie*, les forces combinées du *mâle* et de la *femelle* dans la production du nouvel être, la force *reproductrice* des parties n'expliquent pas mieux

veur de la *préexistence des germes*, l'union du fœtus avec l'œuf, lequel œuf préexiste, en effet, dans la femelle à toute fécondation (*Élém. physiol.*, t. VIII, p. 93). Voyez la note 1 de la page 171.

la formation des *êtres* ou des *parties*, que les *germes* que je rejette.

Je répondrai d'abord que je ne prétends pas du tout expliquer cette formation. « Il est bon « de comprendre clairement, » dit Malebranche, et avec un sens très-profond, « qu'il est des « choses qui sont absolument incompréhen- « sibles[1]. »

Je répondrai ensuite que les nouvelles forces, que les faits me donnent et que j'accepte, ne sont pas plus obscures que les autres forces de la vie, que l'*irritabilité*, que la *sensibilité*, que l'*instinct*, etc.

En parlant de la *sensibilité*, M. Cuvier dit « qu'elle est plus admirable et plus occulte en- « core que l'*irritabilité ;* » mais il ajoute : *s'il est possible.*

Dans mes expériences sur le système nerveux, je suis parvenu à localiser bien des forces. J'ai localisé la *motricité* dans certaines fibres des nerfs et de la moelle épinière, la *sensibilité* dans certaines autres, la *coordination* des

[1] *Entretiens sur la métaphysique*, XIe entretien

mouvements de locomotion dans le cervelet, l'*intelligence* dans les lobes ou hémisphères cérébraux, la force même de la vie, la force pure et simple de la vie, dans ce que j'ai appelé le *nœud vital*[1]. Toutes ces forces sont également obscures.

Depuis qu'il y a des physiologistes qui écrivent, il y a des physiologistes qui cherchent à définir la vie. Quelqu un d'entre eux y a-t-il jamais réussi ?

« J'appelle principe vital, dit Barthez, la « cause qui produit tous les phénomènes de la « vie dans le corps humain[2]. » Ce n'est là qu'une définition métaphysique, s'écrie Chaussier ; et lui, qui certes n'était pas métaphysicien, nous donne celle-ci : « La vie est l'effet « de la *force vitale*. »

Je cite la définition d'un ancien physiologiste : « La vie est l'opposé de la mort. » On rit.

Je cite la définition de Bichat : « La vie est « l'ensemble des fonctions qui résistent à la

[1] Voy mes *Recherches expérimentales sur les propriétés et les fonctions du système nerveux.*

[2] *Nouv. elem. de la science de l'homme*, t. I, ch I.

« mort[1]. » On ne rit plus. Bichat ne fait pourtant que répéter en termes un peu emphatiques la définition naïve du vieux physiologiste.

Descartes expliquait la vie par les *esprits animaux*, ces *esprits* qui étaient des *corps* : « Ce « que je nomme ici des esprits, » dit Descartes, « ne sont que des corps ; »

J'entends les esprits corps et pétris de matière.
(La Fontaine.)

Il faut dire de la vie et de toutes les forces de la vie ce que ce même La Fontaine, ce philosophe si profond et ce poete si plein de grâce, a dit de l'*impression* :

L'impression se fait : le moyen, je l'ignore
On ne l'apprend qu'au sein de la Divinité,
Et, s'il faut en parler avec sincérité,
Descartes l'ignorait encore.

[1] *Rech. physiol. sur la vie et la mort*, art. 1er, p. 1.

TROISIEME PARTIE.

DE L'APPARITION DE LA VIE

SUR LE GLOBE.

DE

L'APPARITION DE LA VIE

SUR LE GLOBE

I

La vie n'a pas toujours été sur le globe.

Après avoir énuméré toutes les diverses phases de l'*apparition successive des êtres vivants*, telle qu'il l'entendait, M. Cuvier ajoute : « Ce « qui étonne davantage encore, c'est que la vie « n'a pas toujours existé sur le globe, et qu'il « est facile à l'observateur de reconnaître le « point où elle a commencé à déposer ses pro- « duits[1]. »

[1] *Discours sur les revolutions de la surface du globe.*

Voyons, d'un coup d'œil rapide, les trois progrès marqués qui nous ont conduits, d'abord à l'examen attentif des *coquilles marines*, répandues partout sur la terre sèche, preuve certaine, et partout empreinte, de l'antique séjour des mers sur les terres ; de ce premier point à la détermination des *couches du globe*, effet évident de l'*action des eaux ;* et de la détermination des *couches superficielles* du globe à celle de ces *roches* profondes, d'une structure toute différente, qui nous décèlent un tout autre agent. et font passer notre imagination étonnée. du spectacle, déjà si grand, du *travail des eaux*, au spectacle, plus imposant encore, du *travail du feu*.

§ 1. — *Des coquilles fossiles, et de Bernard Palissy.*

« Un potier de terre, qui ne savait ni latin « ni grec, fut le premier, dit Fontenelle, qui, « vers la fin du XVIe siècle, osa dire dans Paris, « et à la face de tous les docteurs, que les co- « quilles fossiles étaient de véritables coquilles « déposées autrefois par la mer dans les lieux

« où elles se trouvaient alors, que des animaux, « et surtout des poissons, avaient donné aux « pierres figurées toutes leurs différentes figu- « res; et il défia hardiment toute l'école d'A- « ristote d'attaquer ses preuves[1]. »

Ce potier de terre, qui *défia toute l'école d'Aristote*, était Bernard Palissy, « aussi grand « physicien que la nature seule en puisse for- « mer un[2]; » et, comme parle un écrivain de son temps, « homme d'un esprit merveilleu- « sement prompt et aigu[3]. »

« Cet homme, dit Venel, qui n'était qu'un « simple ouvrier sans lettres, montre dans ses « différents ouvrages un génie observateur, « accompagné de tant de sagacité et d'une mé- « ditation si féconde sur ses observations, une « dialectique si peu commune, une imagina- « tion si heureuse, un sens si droit, des vues « si lumineuses, que les gens les plus formés « par l'étude peuvent lui envier le degré de lu- « mière où il est parvenu sans ce secours, et

[1] *Hist. de l'Acad. des sciences*, année 1720, p. 5.
[2] Expressions de Fontenelle, *ibid*, p. 6.
[3] La Croix du Maine, *Bibliotheque*, etc., 1584.

« cette tournure d'esprit qui l'a fait réfléchir « avec succès... La forme même de ses ouvra- « ges annonce un génie original. Ce sont des « dialogues entre *Théorique* et *Pratique ;* et c'est « toujours *Pratique* qui instruit *Théorique*, éco- « lière fort ignorante, fort indocile, et fort « abondante en son sens. Je le crois le premier « qui ait fait des leçons publiques d'histoire « naturelle[1]... »

Tout cela est aussi vrai que bien dit. On ne pouvait mieux sentir Palissy. Ce *simple ouvrier* touche aux questions les plus élevées de la science, et quelquefois il les résout. Il a résolu celle des *coquilles fossiles.*

« Et parce qu'il se trouve, dit-il, des pierres « remplies de coquilles, jusques au sommet des « plus hautes montaignes, il ne faut pas que tu « penses que lesdites coquilles soient formées « comme aucuns disent que nature se joue à « faire quelque chose de nouveau[2]. » Il ajoute :

[1] En 1575, à Paris. — Venel, article *Chimie* de l'*Encyclopédie.*

[2] *Œuvres de Bernard Palissy*, p. 88, édition de Faujas de Saint-Fond.

« Quand j'ai eu de bien près regardé aux for-
« mes des pierres, j'ay trouvé que nulle d'icelles
« ne peut prendre forme de coquilles ni d'autre
« animal, si l'animal mesm n'a basti sa
« forme[1]. » — « Il faut donc conclure, » dit-il
encore, « que, auparavant que ces dites co-
« quilles fussent pétrifiées, les poissons qui les
« ont formées estoyent vivants dedans l'eau,...
« et que, depuis, l'eau et les poissons se sont
« pétrifiés en un mesme temps, et de ce ne faut
« douter[2]. »

Et de ce ne faut douter. On voit quelle est l'assurance de Palissy. Et cependant il avait contre lui toute l'École, qui voulait alors que les *coquilles fossiles* ne fussent que des *jeux de la nature.* Mais il écoutait peu l'École, et ne lisait pas ses livres.

Ce n'est pas qu'il n'eût été bien aise de les lire, et cela par une raison qu'il nous dit fort naïvement, c'est qu'il aurait pu les *contredire.* « J'eusse été fort aise, dit-il, d'entendre le

[1] *Œuvres de Bernard Palissy*, p. 98, édition de Faujas de Saint-Fond.

[2] *Ibid.*, p. 90.

« latin et lire les livres des philosophes, pour « apprendre des uns et contredire aux autres[1]. » Il se félicite de pouvoir lire Cardan, dont le livre *De la Subtilité*[2] venait d'être traduit en francais[3], et « d'y voir des fautes si lourdes[4] pour « avoir occasion de contredire un homme tant « estimé[5]. »

Dans ses *Dialogues*, *Pratique* est lui-même, et *Théorique* est l'École. Ou, si l'on aime mieux, *Pratique* est la méthode expérimentale, l'observation de la nature, et *Théorique* la méthode

[1] *Œuvres de Bernard Palissy*, p. 75.

[2] Hieronymi Cardani... *De Subtilitate*, 1553.

[3] Par Richard Leblanc. Paris, 1556.

[4] Mais la *faute lourde* est ici du côté de Palissy et non pas de Cardan. — « *Théorique* : — Et comment voudrois-tu « contredire à un tel savant personnage, toy qui n'es rien ?... « En ce qu'il a dit que les coquilles pétrifiées qui estoient « éparses par l'univers estoient venues de la mer ès jour du « déluge. » (P. 80.) — Ici Cardan a tout à fait raison, et son érudition le sauve. Il se rappelle tout ce que les anciens avaient déjà remarqué touchant les grands déplacements des mers et ces vers d'Ovide :

> Vidi ego, quod fuerat quondam solidissima tellus
> Esse fretum ; . . . .
> Et procul à pelago conchæ jacuere marinæ.
> (*Métam.*, lib. xv.)

[5] *Œuvres de Bernard Palissy*, p. 79.

scolastique, l'abus de l'autorité des anciens, partout invoquée, et presque partout mal comprise.

« Je t'asseure, dit-il à son lecteur, qu'en « bien peu d'heures, voire dans la première « journée, tu apprendras plus de *philosophie* « *naturelle* sur les faits des choses contenues « en ce livre que tu ne saurois apprendre en « cinquante ans, en lisant les théoriques opi- « nions des philosophes anciens[1]. »

Ne pouvant lire les livres des savants, écrits en latin, il imagina d'assembler les savants eux-mêmes, pour voir *s'il pourroit en tirer quelque contradiction*[2] : « Sachant bien, » dit-il, « que si je mentois il y en auroit de grecs et « de latins qui me résisteroyent en face, et qui « ne m'espargneroient point, tant à cause de « de l'escu que j'avois pris de chascun... que « parce que j'avois mis dans mes affiches que, « partant que les choses promises en icelles ne « fussent véritables, je leur rendrois le « quadruple. Mais, grâce à mon Dieu, ja-

[1] *Œuvres de B. Palissy : Advertissement,* p. LXXV.
[2] Expressions de Palissy, p. 75.

« mais homme ne me contredit d'un seul « mot [1]. »

Il dit ailleurs : « Je n'ai point eu d'autre « livre que le ciel et la terre, lequel est connu « de tous, et est donné à tous de connoître ce « beau livre. »

Et ce qu'il dit là, on le sent à son style, qui a quelque chose de spontané, de soudain, de direct, de pur. Ce style est d'une clarté singulière : cette clarté vient du génie.

Dans Palissy, le génie était soutenu par une âme forte, et qui le fut constamment au milieu de l'adversité la plus rude. Lorsque, nous racontant ses longs et héroïques travaux sur l'*émail* [2], il se peint « n'ayant aucun secours, « aide ni consolation, estant toutes nuits à la « mercy des pluyes et des vents... n'ayant rien

[1] Expressions de Palissy, p. 75.

[2] La découverte de la composition de l'*émail* pour la poterie lui coûta plus de vingt-cinq années d'essais et d'études « Sçache, dit-il à son lecteur, qu'il y a vingt et cinq ans « passez qu'il me fut monstré une coupe de terre, tournée et « esmaillée d'une telle beauté, que dès lors j'entrai en dispute « avec ma propre pensée... et je me suis mis à chercher les « esmaux, comme un homme qui taste en ténèbres. » *Œuvres de Palissy*, p. 14

« de sec sur lui[1]... » et, ce qui lui était bien plus cruel, se voyant soupçonné de faire de la fausse monnaie, « qui, dit-il, estoit un mal « qui me faisoit seicher sur les pieds, et m'en « allois par les rues tout baissé, comme un « homme honteux[2],. . » on ne peut le lire sans trouble ; il réussit enfin, et c'est alors qu'il fait entendre ces belles paroles :

« Quand je me fus reposé un peu de temps « avec regrets de ce que nul n'avoit pitié de « moy, je dis à mon âme : Qu'est-ce qui te « triste, puisque tu as trouvé ce que tu cher- « chois ? Travaille à présent[3]... »

Sa mort fut admirable comme sa vie. Persécuté comme partisan de la religion réformée, et enfermé à la Bastille, à l'âge de quatre-vingt-dix ans, il y mourut. Le roi Henri III, qui l'avait longtemps protégé et qui l'aimait, étant allé le voir, lui dit : « Mon bon homme, si vous ne « vous accommodez sur le fait de la religion, je « suis contraint de vous laisser entre les mains

[1] *Œuvres de Palissy*, p. 32.
[2] *Ibid.*, p. 22.
[3] *Ibid.*, p 22

« de mes ennemis. — Sire, répondit le noble « vieillard, ceux qui vous contraignent ne « peuvent rien sur moy, parce que je sçay « mourir [1]. »

Palissy est donc le premier homme de son siècle [2] qui ait vu juste sur les *coquilles fosilles*. On s'étonne aujourd'hui d'entendre louer un homme de génie pour une chose qui paraît si simple. Il semble que l'idée absurde des *jeux de la nature* ne pouvait guère être qu'une idée d'école, et qu'il fallait être bien philosophe, à la manière de ce temps-là, pour ne pas voir dans les *coquilles fossiles* de véritables coquilles.

Eh bien, cette idée absurde du XVIe siècle règne encore au XVIIe, où Stenon, Scilla, le grand Leibnitz, la combattent. Elle règne au XVIIIe, où Buffon la combat dans Voltaire, comme je l'ai dit ailleurs [3]. L'absurde a tou-

[1] Voy. la notice sur Bernard Palissy : *Edit. de ses œuvres*, par Faujas de Saint-Fond

[2] Ou, plus exactement, l'un des premiers : Léonard de Vinci, Fracastor, Cardan, etc , eurent, vers le même temps à peu près, les mêmes idees. Celui qui les a développees avec le plus de force est Palissy.

[3] Voy mon *Histoire des travaux et des idées de Buffon*, p 192, 2e édit.

jours quelqu'un qui le représente, et n'a pas toujours un Voltaire.

Je reviendrai tout à l'heure sur Leibnitz et sur Stenon pour d'autres faits et pour des idées nouvelles. Mais je dois parler ici de Scilla, dont le petit ouvrage sur les *corps marins pétrifiés*[1] est très-remarquable.

Scilla n'était pas naturaliste, mais il était peintre: il avait des yeux exercés; il voyait bien, et, ce qu'il ne faut pas compter pour peu quand il s'agit de juger sainement des choses, ayant commencé par l'étude des faits, il jugeait les livres par les faits et non les faits par les livres.

Voyageant un jour en Calabre, il eut occasion de voir, près de Reggio, une *montagne de coquilles fossiles*. Tandis qu'il admirait, avec surprise, cette masse énorme de *corps marins*, et qu'il se perdait en réflexions sur la cause qui avait pu les amener là, il lui passa par l'esprit de demander aux habitants du lieu

[1] *La vana speculazione disingannata dal senso : lettera risponsiva circa i corpi marini che petrificati si ritrovano in varii luoghi terrestri* 1670.

ce qu'ils en pensaient. Ces bonnes gens lui répondirent, tout simplement que cela venait du déluge : réponse qui le frappa beaucoup, quoique ni lui ni ceux qui la lui faisaient ne se doutassent, assurément, de tout ce qu'en effet elle avait de vrai.

Le livre dans lequel Scilla combat de nouveau l'erreur, toujours persistante, des *jeux de la nature*, est de 1670. L'année précédente avait paru celui de Stenon[1] ; celui de Leibnitz parut quelques années après[2]. Tout conspirait. L'opinion de Palissy sur les *coquilles fossiles*, oubliée depuis un siècle, renaissait enfin pour ne plus disparaître ; et la *géologie* avait son premier grand fait, et, l'on peut le dire, celui-là même qui lui a valu tous les autres ; car, une fois la vraie nature des *coquilles fossiles* admise, on a cherché comment des *corps marins* se trouvaient sur la terre, l'idée des révolutions du globe est venue, et la *géologie* est née.

[1] *De Solido intra solidum contento*, etc.
[2] *Protogæa*, etc. 1683.

§ 2. — *De la disposition de la terre par couches, et de Stenon.*

Stenon était né à Copenhague en 1638. Il commença par étudier l'anatomie sous Thomas Bartholin, illustre par la découverte des vaisseaux lymphatiques ; il le fut bientôt lui-même par celle du *conduit excréteur de la salive*, qui, aujourd'hui encore, porte son nom. Venu à Paris en 1664, on le remarqua souvent aux assemblées qui se tenaient chez Thévenot[1], et qui ont été le berceau de notre Académie des sciences. C'est là qu'il lut son beau mémoire sur le cerveau. Winslow, le plus grand anatomiste du dix-huitième siècle, fut son neveu. Le Danemark a cette gloire d'avoir produit trois des plus grands anatomistes des temps modernes, Thomas Bartholin, Stenon et Winslow.

De Paris, Stenon passa à Florence. Florence était alors ce que Paris allait bientôt être, la patrie des sciences. L'Académie *del Cimento*,

[1] Elles s'étaient tenues, d'abord, chez Montmort. — Voyez mon livre intitulé : *Fontenelle, ou de la philosophie moderne relativement aux sciences physiques.*

fille de l'esprit de Galilée, et qui possédait encore Borelli, Redi, Viviani, s'empressa de l'adopter.

En 1672, il revint à Copenhague, où le roi Christian V lui donna une chaire d'anatomie. Puis, il quitta de nouveau le Danemark pour la Toscane.

Dès son premier séjour à Florence, il avait embrassé la religion catholique : cette fois il entra dans l'Église ; il fut évêque, puis vicaire apostolique pour le nord de l'Europe, et mourut à Schwerin en 1687.

Stenon était un homme de génie. Ses idées sur le cerveau sont les premières idées justes que l'on ait eues sur la structure de cet organe.

Deluc l'appelle le *premier vrai géologue* [1]. Il a commencé l'*anatomie du cerveau*, et il a commencé la *géologie*.

Relativement au fait qui m'occupe ici, la *disposition de la terre par couches*, Stenon semble avoir tout vu. Il a, du moins, nettement vu ces trois grands points : le premier, que les

[1] *Abrége de geologie*, p 8. Paris, 1816.

couches de la terre ne sont que des sédiments déposés par un fluide; le second, que la matière qui les compose a donc été, d'abord, suspendue dans ce fluide, et le troisième, que toutes ces couches ont commencé par être horizontales; d'où il suit que toute couche, actuellement perpendiculaire ou inclinée, a été soulevée par quelque cause postérieure à sa formation, ou, en un seul mot, et comme on dit aujourd'hui, que toute *couche inclinée* est une *couche redressée*.

Il a même vu la vraie cause du redressement des couches, le *soulèvement* des montagnes. « Partout, dit-il, où se trouvent des *dépouilles* « *marines*, la mer a certainement séjourné, « soit qu'elle y ait été portée par son propre « *débordement*, soit qu'elle y ait été poussée « par le *soulèvement*, et, s'il se peut ainsi dire, « par *l'éjection* des montagnes[1]. »

Woodward, le célèbre Woodward, dont le

[1] *De Solido intra solidum*, etc, p. 28. Certum est eo « loci aliquando mare exstitisse, quocumque modo, sive « propria exundatione, sive montium eructatione eo pervenerit. »

principal mérite est pourtant d'avoir bien connu la disposition de la terre par couches, n'a guère fait qu'ajouter des détails à ce premier ensemble d'observations et d'idées.

« Quiconque voudra considérer, » dit Woodward,... « qu'on trouve une quantité prodi-« gieuse de coquilles et d'autres corps, dont « l'origine est dans la mer, incorporés et en-« fermés dans toutes sortes de pierres, dans le « marbre, dans la craie, etc..., que ces corps « sont logés dans la matière terrestre, à com-« mencer près de la surface de la terre jusque « dans les endroits les plus profonds,... qu'ils « se trouvent dans toutes les parties connues « du monde,... et même sur le sommet des « plus hautes montagnes... Quiconque exami-« nera comme il faut tout ceci n'aura pas be-« soin de chercher d'autres preuves pour « comprendre que la terre fut effectivement « dissoute, et qu'elle se forma ensuite de nou-« veau[1]. »

[1] *An essay towards the natural history of the earth*, traduction française, p. ..

Enfin, ce que Stenon et Woodward ont encore vu tous deux, et tous deux presque de même, c'est l'étonnant rapport de toutes ces choses avec le déluge, raconté dans le plus ancien de nos livres.

« Relativement au premier état de la terre, » dit Stenon, « la nature et l'Écriture sont d'ac- « cord sur ce point, que tout était couvert par « les eaux[1]. »

Et Woodward dit : « Quant à Moïse... je « prends la liberté d'examiner la rigueur de ce « qu'il nous a rapporté en le comparant avec « les choses,... et, voyant que son histoire est « tout à fait conforme à la vérité, je le déclare « ingénument[2]. »

[1] *De Solido intra Solidum*, etc., p. 69 : « De prima terræ facie in eo Scriptura et natura consentiunt, quod aquis om- « nia tecta fuerint.

[2] *An essay towards the natural history of the earth*, etc ; trad. franç., p. VIII.

§ 5. — *Des corps organisés contenus dans les roches solides, et encore de Stenon.*

Le titre du livre de Stenon est : *Du Solide contenu dans le solide*[1], ce qui veut dire tout simplement : *Des corps organisés fossiles contenus dans les roches solides.*

La forme métaphysique, qui n'est pas bonne, même dans les ouvrages de métaphysique, gâte beaucoup celui de Stenon. C'était le vice du temps. Il faut laisser la forme et voir le fond, qui est admirable.

Les coquilles fossiles répandues dans les couches ordinaires de la terre prouvent bien que la mer a couvert la terre, et cela, sans doute, est beaucoup ; mais elles ne prouvent pas, ce qui est beaucoup plus, que plusieurs

[1] *De Solido intra solidum naturaliter contento dissertationis Prodromus*, 1669. Ce n'était, en effet, que la *préface* d'un ouvrage qu'il n'a point publié, mais on peut regarder cette *préface* comme un *résumé*, comme l'admirable *résumé* de toutes ses observations et de toutes ses découvertes sur les révolutions du globe en général, et particulièrement sur les divers *états de la terre*, dans la Toscane (*variæ mutationes quæ in Etruria contigerunt*).

roches, actuellement *solides*, ont été liquides, ou tenues en suspension dans un liquide ; et les *corps organisés*, contenus dans ces *roches*, le prouvent[1].

Pour que des *corps organisés* c'est-à-dire des *corps solides*, se trouvent contenus dans des *roches solides*, il faut que ces roches aient commencé par être *liquides*.

Tel est le grand fait démontré par Stenon, et que Palissy avait déjà indiqué.

« J'ay trouvé, dit Palissy, des montaignes où « il y a par milliers de diverses coquilles pétri- « fiées, si près l'une de l'autre, que l'on ne

[1] « Il est présentement certain que toutes les pierres sans « exception ont été fluides ou du moins une pâte molle, qui « s'est desséchée et durcie. Il suffirait, pour en être sûr, « d'avoir vu une seule pierre où fût renfermé quelque corps « étranger qui n'aurait pas pu y entrer, si elle avait toujours « été de la même consistance, car cette seule pierre conclu- « rait pour toutes les autres ; mais on en a vu sans nombre, « et on en voit tous les jours qui renferment des corps étran- « gers, et ce n'est plus la peine de les remarquer. De plus, « il y a une infinité de pierres qu'on appelle *figurées*, qui ont « été moulées très-finement et très-délicatement en différents « coquillages, ce qui fait voir que la pâte dont elles ont été « formées devait être extrêmement molle et fine. » *Hist. de l'Acad. roy. des sc.*, p. 8. 1716.

« sauroit rompre le roc d'icelles montaignes « en nul endroit, que l'on ne trouve quan- « tité desdites coquilles, lesquelles nous ren- « dent tesmoignages que elles..... ont été pé- « trifiées en mesme temps que la terre et « les eaux où elles habitoient furent aussi pé- « trifiées [1]. »

§ 4 — *Des produits distincts de l'eau et du feu, et de Leibnitz.*

Leibnitz fut chargé, vers 1680, d'écrire l'histoire des princes de Brunswick. De l'histoire de ces princes, il passa à celle du Brunswick, et de l'histoire du Brunswick à celle de la terre. C'était la tournure de son génie : cherchant, en toute chose, l'origine et la fin, et concluant, presque toujours, que les choses n'ont ni origine ni fin. J'ai déjà cité ce mot de Fontenelle, à propos de lui, « qu'on eût vu le « bout des matières, ou qu'elles n'ont point « de bout. »

[1] *Œuvres de Bernard Palissy*, p 92.

Il publia, en 1683, son histoire de la terre sous le titre de *Protogæa*[1].

Il voit, d'abord, que les coquilles fossiles ne sont que des dépouilles, les restes de véritables animaux ; il voit, ensuite, que la mer a longtemps couvert la terre ; et, jusque-là, il est d'accord avec Palissy, Stenon, Woodward, qui veulent tous, en effet, que tout ait commencé par l'eau. Mais ce qu'ils appellent *commencement* ne l'est pas pour lui. Sa vue se porte bien plus loin. Avant l'*état aqueux* du globe, il en voit un autre et beaucoup plus ancien, qui fut l'*état igné*. La terre a commencé par être brûlante ; tout y a subi l'action du feu ; tout y est du verre ou de la *nature du verre*[2].

Le vaste génie de Leibnitz embrasse toute l'étendue des temps. Le premier des hommes, il pose les deux principes qui ont successivement formé et reformé le globe, le *feu* et l'*eau*,

[1] *Protogæa, sive de prima facie telluris, etc. : Act.* Lips., 1683. — Gott., 1748.

[2] ... Hinc facile intelligas vitrum esse velut terræ basin, et naturam ejus sub cæterorum plerumque corporum larvis latere. . *Protogæa*, p. 5, édit. de 1748.

et, désormais, tout l'effort de la *géologie* sera de démêler les effets distincts de ces deux grands agents [1].

§ 5. — *De Fontenelle.*

Les faits dont je viens d'écrire l'histoire, au point de vue de l'époque actuelle, ont eu un historien immédiat et contemporain, Fontenelle. N'est-il pas curieux de voir comment les a jugés Fontenelle?

La première fois qu'il en parle est en 1703, à l'occasion d'un mémoire de Maraldi sur des pierres figurées à empreintes de poissons et sur des coquillages fossiles.

« Qui peut avoir porté, dit Fontenelle, ces « poissons et ces coquillages dans les terres, et « jusque sur le haut des montagnes? Il est « vraisemblable qu'il y a des poissons souter« rains comme des eaux souterraines, et ces « eaux, qui s'élèvent en vapeurs, emportent « peut-être avec elles des œufs et des semences

[1] « Leibnitz, le premier, avait essayé de distinguer sur la « terre des parties élevées par le feu, et d'autres déposées par « les eaux. » Cuvier, *Éloge de Saussure*, p. 414.

« très-légères; après quoi, lorsqu'elles se con-
« densent et se remettent en eau, ces œufs
« peuvent éclore et devenir poissons ou co-
« quillages[1]. »

La seconde fois est en 1706, à l'occasion d'une communication de Leibnitz; et déjà, comme on pense bien, il n'est plus question de l'*ascension des œufs* et des *semences légères*. L'esprit de Fontenelle allait vite. « Il paraît à
« plusieurs marques, dit-il, qu'il doit s'être
« fait de grands changements physiques sur la
« surface de la terre. M. Leibnitz croit que la
« mer a presque tout couvert autrefois... De là
« viennent les coquillages des montagnes[2]. »

La troisième fois est en 1708, à propos de Stenon, et Fontenelle va bien plus loin. il conçoit et pose la *fluidité primitive* (c'est-à-dire la *dissolution*, le *delayement* dans l'eau) des couches superficielles du globe. « Des parties d'a-
« nimaux terrestres ou aquatiques, des bran-
« ches d'arbres, des feuilles, etc., trouvées
« dans des lits de pierres, même assez pro-

[1] *Histoire de l'Academie*, année 1703, p. 23.
[2] *Ibid.* année 1706, p. 9 et suiv.

« fonds, confirment le système de la fluidité « de la terre. Quel autre moyen que tout cela « eût été enfermé où il était [1] ? »

Enfin, en 1727, il dit : « Il y a eu de grands « bouleversements sur notre globe terrestre, et « surtout de grandes inondations... Il est seu- « lement à craindre qu'on ne néglige trop dé- « sormais les nouvelles preuves qu'on décou- « vrira d'une vérité si bien établie [2]. »

Fontenelle avait tort de craindre : quelques années après l'époque où il écrivait ces mots, Buffon publiait sa *Théorie de la terre.*

Et ici il est une remarque que je ne puis m'empêcher de faire. Le dernier Éloge qu'ait écrit Fontenelle est celui de Dufay. Dans cet Éloge, il annonce Buffon. « Le choix de M. de « Buffon, que proposait M. Dufay, était, dit-il, « si bon, que le roi n'en a pas voulu faire « d'autre. »

Singulière succession de génie et de gloire ! Fontenelle annonce Buffon ; Buffon allait être bientôt suivi de Cuvier.

[1] *Histoire de l'Academie,* annee 1708, p. 30

[2] *Ibid.,* année 1727, p. 4.

II

Dès que Leibnitz eut aperçu ce grand fait, savoir, que ce globe avait commencé par être dans un état d'*incandescence*, dans un état de *liquéfaction* causée par le *feu*, un autre grand fait parut aussitôt, c'est que la *vie* n'avait donc pas toujours existé sur le globe.

L'*état igné* du globe en excluait nécessairement la *vie*.

Après trente années de méditations[1] sur les pensées de Leibnitz, dont il n'avait pas compris d'abord toute la puissance[2], Buffon écrivit

[1] Voyez mon *Histoire des travaux et des idées de Buffon.*

[2] « La terre, selon tous les autres, doit finir par le feu, « selon Leibnitz, elle a commencé par là... Prétendre, avec Leibnitz, que la terre a été soleil, c'est dire des choses également possibles ou impossibles. » T. I, p. 101. Buffon parle ainsi de Leibnitz dans son premier ouvrage, la *Théorie de la terre ;* dans ses *Époques de la nature,* il s'empare des idées de Leibnitz, en double la force par l'éloquence, et ne les traite plus comme celles *de tous les autres*.

son magnifique livre des *Époques de la nature.* De ce livre date la *chronologie du globe.*

§ 1. — *De Buffon et du moment où la vie a pu exister sur le globe.*

Buffon compte sept grandes *époques* de la nature :

La première est celle *où la terre et les planètes ont pris leur forme;*

La seconde, celle *où la matière, s'étant consolidée, a formé la roche intérieure du globe;*

La troisième, celle *où les eaux ont couvert nos continents ;*

La quatrième, celle *où les eaux se sont retirées...* et *où la vie* a paru sur le globe.

« Dans ce même temps, où les terres élevées « au-dessus des eaux se couvraient de grands « arbres et de végétaux de toute espèce, la mer « générale se peuplait partout de poissons et « de coquillages, etc., etc.[1]. »

La cinquième *époque* nous présente « la nais- « sance des animaux terrestres[2]... »

[1] *Epoques de la nature :* IVe *epoque*
[2] *Ibid. :* V^e^ *epoque.*

Les anciens posaient le monde *éternel et toujours le même.*

« Le monde, » disait l'un d'eux, Ocellus Lucanus, « a toujours été le même, de la même « manière, toujours égal et semblable à lui-« même. »

La science de nos jours nous a appris, et ceci est l'enseignement le plus grand qu'elle pût nous donner, que ce monde, et, pour nous borner ici à cette partie du monde qui nous occupe, que ce globe est un *ouvrage de main*, l'ouvrage d'une main divine, qu'il a eu son origine, son développement, ses progrès successifs, qu'il a commencé sous une forme, qu'il s'est continué sous une autre, que de celle-ci il a passé à une troisième; qu'un moment est arrivé où la *vie* a pu enfin paraître, qu'elle a paru; et que, depuis qu'elle a paru, elle a été souvent troublée par de grands et terribles événements.

« La vie, nous dit Cuvier, a été troublée sur « la terre par des événements effroyables. Des « êtres vivants sans nombre ont été victimes « de ces catastrophes : les uns, habitants de « la terre sèche, se sont vus engloutis par des

« déluges; les autres, qui peuplaient le sein « des eaux, ont été mis à sec avec le fond des mers subitement relevé; leurs races mêmes « ont fini pour jamais, et ne laissent dans le « monde que quelques débris à peine recon- « naissables pour le naturaliste[1]... »

De Buffon datait la *chronologie du globe;* de Cuvier date la science des *êtres perdus*, ou la *paléontologie*.

[1] *Discours sur les revolutions de la surface du globe.*

III

§ 1. — *De Deluc et de la date récente du dernier déluge.*

Entre toutes les révolutions qui ont successivement bouleversé la surface du globe, il en est une qui touche à l'histoire même de l'homme. Pour les autres, nous n'avons de témoins que les monuments de la nature : ici, aux monuments de la nature se joint la tradition des peuples. Le dernier déluge est le grand souvenir que les hommes se sont transmis.

Et, quoiqu'il paraisse fort ancien, quand on le compare à ce que nous appelons ancien dans nos chroniques ordinaires, il l'est néanmoins fort peu. C'est là ce que Deluc a bien vu : il a bien vu la date récente du dernier déluge, grand fait vainement révoqué en doute, et le rapport étonnant de tout ce que nous présente la surface du globe avec tout ce que nous dit le récit de

Moïse. Son livre [1], plein d'intérêt, malgré bien des longueurs, bien des digressions, bien des complications inutiles, a mérité le beau titre de *Commentaire de la Genèse*.

Deluc partage, dès l'abord, l'histoire de la terre en deux histoires distinctes : l'une est l'histoire de ce qui a précédé le déluge, l'autre est l'histoire de ce qui l'a suivi ; l'une est l'*histoire primordiale*, l'*histoire ancienne ;* l'autre est l'*histoire moderne*, l'*histoire actuelle*.

Buffon, le premier des hommes qui ait osé marquer des *époques* fixes dans l'histoire de la nature, avait osé marquer aussi la *durée* de chacune d'elles. La première dura vingt-cinq mille ans ; la seconde en dura dix mille ; la troisième, quinze mille ; la quatrième, dix mille. La terre avait soixante mille ans, tout juste (si l'on en croit Buffon), quand « la nature, « dans son premier moment de repos, donna « ses productions les plus nobles, etc., etc. [2] »

Deluc n'a pas cette hardiesse. Plus sage que

[1] *Lettres physiques et morales sur l'histoire de la terre et de l'homme*, etc., 1779.

[2] *Epoques de la nature :* VIIe *époque*.

Buffon, plus réservé du moins, parce qu'il vient après, il voit les périodes de plus en plus reculées de l'*histoire ancienne*, sans y marquer des dates, que des hypothèses seules auraient données ; il ne marque qu'une seule date, que les faits lui donnent, la date du dernier *déluge*.

« Dans la partie de l'histoire de la terre que « j'appelle l'*histoire ancienne* de notre globe, « je n'avais, dit-il, pour me conduire, que des « monuments antiques très-défigurés par le « temps, et c'est beaucoup qu'ils portent encore « des caractères assez précis pour que nous « puissions démêler des causes et des succes- « sions déterminées, quoique, en découvrant « ainsi des périodes, nous ne puissions en cal- « culer la longueur. Nous avons heureusement « bien plus de secours dans l'*histoire moderne* « de notre planète, je veux dire dans celle de « la période de son existence où nous sommes « encore[1]. »

Il ajoute : « Depuis la révolution qui sépare « les deux parties de cette histoire, c'est-à dire

Lettres physiques et morales sur l'histoire de la terre et de l'homme, etc., t. V, IIe partie, p. 480.

« depuis l'existence de nos continents, toutes
« les *causes* qui commencèrent à y influer ont
« continué d'agir ; et, en même temps que
« nous les voyons en action, nous pouvons en
« mesurer les effets passés et présents : ce qui
« nous donne prise pour évaluer le temps qui
« s'est écoulé depuis qu'elles *opèrent*[1]. »

M. Cuvier dit, après Deluc : « En mesurant
« les effets produits dans un temps donné par
« les causes aujourd'hui agissantes, et en les
« comparant avec ceux qu'elles ont produits
« depuis qu'elles ont commencé d'agir, l'on
« parvient à déterminer à peu près l'instant
« où leur action a commencé, lequel est néces-
« sairement le même que celui où nos con-
« tinents ont pris leur forme actuelle, ou
« que celui de la dernière retraite subite des
« eaux[2]. »

Quelles sont donc les *causes* qui, comme le dit Deluc, comme le dit M. Cuvier, *opèrent*, *agissent* sur nos continents depuis le dernier *deluge*, ou, plus exactement, depuis la re-

[1] *Lettres physiques*, etc., p. 490.
[2] *Discours sur les revolutions de la surface du globe.*

traite des eaux dont il les avait couverts ?

Ces *causes* sont la *végétation*, les *glaces*, les *fleuves*, les *pluies*, etc., etc.

Dès que nos continents ont été à sec, la *végétation* a commencé à produire des couches de terre végétale ; les hautes montagnes, les pics ont commencé à s'entourer de *glaces ;* les *fleuves* ont commencé à porter leurs dépôts à la mer, etc., etc. On peut donc se servir de ces *dépôts*, de ces *glaces*, de ces *couches*, etc., qui s'accroissent chaque jour encore et dont l'accroissement est réglé, dont les accroissements sont des *mesures*, pour mesurer le temps qui s'est écoulé depuis la dernière retraite des mers, depuis le dernier *déluge*.

C'est là ce que fait Deluc. Il prend, l'une après l'autre, toutes ces *causes :* la *végétation*, les *glaces*, les *fleuves*, etc. ; il les voit agir ; par leurs progrès présents, il juge de leurs progrès passés ; il les appelle ingénieusement, et avec raison, des *chronomètres naturels ;* et tous ces *chronomètres* lui donnent le même résultat, savoir, la date récente, et très-récente, du dernier *déluge*.

Les *chronomètres* de Deluc sont le moyen heureux sur lequel il fonde sa *chronologie* nouvelle : il les observe, il les compare ; il étudie tout ce qui a pu en troubler la marche.

« Si, dit-il, partant de la quantité de cou-
« ches de terre végétale que nous trouvons au-
« jourd'hui, et de ce que nous connaissons de
« la manière dont elles se forment, nous vou-
« lions en déduire l'âge de nos continents, sans
« avoir égard à ce qui a dû retarder la végéta-
« tion dans l'origine, nous les ferions plus jeu-
« nes que l'histoire certaine ne peut nous le
« permettre[1]. »

Il dit, à propos des fleuves : « Les fleuves
« charrièrent d'abord à la mer une quantité de
« matières incomparablement plus grande que
« celle qu'ils charrient aujourd'hui, et, par
« conséquent, si leur accumulation, considérée
« par la simple comparaison de ses progrès
« avec ce qui existe déjà, peut nous conduire
« à une erreur sur le temps, ce sera en excès
« et non en défaut. Cependant encore ce phé-

[1] Deluc. t. V, IIe partie, p. 491.

« nomène si *chronométrique* vient se réunir à la « même base chronologique[1]. »

Enfin il conclut que nos *continents ne sont point anciens*, que leur origine ne remonte pas à plus de *cinq ou six mille ans*[2], et que « le pre-« mier de nos livres sacrés, la *Genèse*, ren-« ferme la vraie histoire du monde[3]. »

Tel est le grand fait démontré par Deluc, et qui eût bien étonné le siècle auquel il l'annonçait, si, relativement à tous les faits de ce genre, ce siècle n'avait eu son parti pris. Buffon avait bien dit : « Depuis la fin des ouvrages « de Dieu, c'est-à dire depuis la création de « l'homme, il ne s'est écoulé que six ou huit « mille ans[4] ; » mais on mettait la phrase de Buffon sur le compte de sa complaisance pour

[1] Deluc : t. V, IIe partie, p. 498.

[2] Je pense, avec MM. Deluc et Dolomieu, dit M. Cuvier, que s'il y a quelque chose de constaté en géologie, c'est « que la surface de notre globe a été victime d'une grande et subite révolution, dont la date ne peut remonter beaucoup « au delà de cinq ou six mille ans... » (*Disc. sur les revol. de la surf. du globe.*

[3] Voyez t. I, p. 9 et 24; t. V, p. 507, etc., ou plutôt voyez tout l'ouvrage.

[4] *Epoques de la nature. Préambule.*

la Sorbonne. Dupuis, l'auteur fameux de *l'Origine de tous les cultes*, affirmait que le monde « n'avait point été fait, qu'il avait toujours « existé, qu'on ne l'avait point vu naître[1]...; » et l'on admirait Dupuis. Sur ce point, la philosophie ne croyait pas encore à la science. Et, plus de vingt ans après Deluc, M. Cuvier lui-même, lui qui devait tant ajouter à ces vérités nouvelles, ne les proposait encore qu'avec réserve.

« Ces idées, disait-il dans un de ses beaux « rapports, sont aussi celles de plusieurs natu- « ralistes célèbres, surtout si on les restreint « au dernier changement. Vos commissaires « croient même pouvoir en adopter personnel- « lement une partie, quoiqu'ils conçoivent très- « bien que les motifs qui les déterminent puis- « sent n'avoir pas la même influence sur tout le « monde ; mais ils ne croient pas devoir enga- « ger la Classe à se prononcer sur des sujets « semblables[2]... »

[1] Voyez l'*Abrégé de l'origine de tous les cultes*, au ch. I.

[2] *Rapport sur l'ouvrage du Père Chrysologue de Gy, intitulé : Théorie de la surface actuelle de la terre*, 1806.

Voilà comment parlait M. Cuvier en 1806. Voici comment il parle quelques années plus tard, en 1812 :

« En examinant bien, dit-il, ce qui s'est « passé sur la terre, depuis qu'elle a été mise à « sec pour la dernière fois, et que les conti- « nents ont pris leur forme actuelle, l'on voit « clairement que cette dernière révolution, et, « par conséquent, l'établissement de nos socié- « tés actuelles, ne peuvent pas être très-an- « ciens. C'est un des résultats à la fois les « mieux prouvés et les moins attendus de la « saine géologie, résultat d'autant plus pré- « cieux, qu'il lie d'une chaîne non interrompue « l'histoire naturelle et l'histoire civile[1]. »

[1] *Discours sur les révolutions de la surface du globe.* — Voyez la note 2 de la p. 225. — Les *deltas*, dans leur accroissement continuel, constituent, comme les dunes, dit M. Élie de Beaumont, une sorte de *chronomètre naturel...* « Il est évident que la formation des deltas a commencé avec celle des dunes, et l'appui que se prêtent des supputations, fondées sur deux ordres de faits aussi différents, me semble donner un grand poids à la conclusion que la période ac- « tuelle, qui est à la fois l'*ère des deltas* et l'*ère des dunes*, « ne remonte qu'à une époque assez peu éloignée de nous.

Nous voyons, ajoute-t-il, par la faiblesse de la largeur de la bande des dunes, comparée à son extension inces-

§ 2. — *Rapport du récit de Moïse avec les monuments de la nature.*

Deluc s'est appliqué à suivre ces rapports dans un grand détail. Il n'est pas besoin de ce détail. Il y a eu un déluge. Moïse le dit; et la terre entière le dit et le *raconte* comme Moïse. Faudra-t-il, avec Deluc, avec Buffon lui-même, se perdre en dissertations sur le mot *jour*? « Que pouvons-nous entendre, » dit Buffon, « par les six jours que l'écrivain sacré nous « désigne si précisément en les comptant les « uns après les autres, sinon six espaces « de temps, six intervalles de durée[1]? »

« sante, que le moment où le mouvement a commencé n'est « pas très-reculé; on trouverait quelques milliers d'années, « et pas en très-grand nombre. Si nous comparons ce résultat avec celui des observations relatives à la végétation, nous voyons qu'il y a certains végétaux dont deux vies successives forment un total aussi long que toute l'*ère des dunes*; « il y a même peut-être des végétaux aussi anciens que le « commencement des dunes actuelles. C'est dans ce cadre, extrêmement simple, que se trouve renfermée toute l'histoire des hommes... » *Leçons de géologie pratique*, t. I, p. 219.

[1] *Époques de la nature : Préambule.*

— Oui, sans doute, et il n'est pas besoin de disserter pour cela. Deluc trouve que Moise n'indique pas bien le moment précis où commencèrent les pluies du déluge. « Quant aux « pluies, dit-il, qui accompagnèrent cette ca« tastrophe, elles commencèrent probable« ment avant le moment dont parle Moise[1]. » *Probablement* : c'est pousser le scrupule bien loin ; et je laisse Deluc se tirer de là comme il peut. Que font ici de petites preuves, quand on a les grandes ?

Et, d'ailleurs, ce n'est pas la *Genèse* seule qui nous a gardé le souvenir de ces grandes choses. La mémoire en est partout.

« La tradition du déluge universel, » dit Bossuet, « se trouve par toute la terre[2]. »

Il y a plus : il y a, si je puis ainsi dire, un esprit humain *primitif*, et *toujours conservé*, qui date de cette dernière et grande catastrophe du globe.

« L'affreux spectacle d'un monde détruit, » dit Boulanger, dans son livre de *l'Antiquité dé-*

[1] T. V, IIe partie, p. 652.
[2] *Discours sur l'histoire universelle*, 1re époque.

voilée, « fit sur l'homme des impressions si « étranges et si profondes, qu'il en résulta « nécessairement des principes qui ont in- « flué sur sa conduite et sur celle de sa pos- « térité[1]. »

Mais pourquoi citer Boulanger, quand je puis citer Buffon? Car Buffon ne dédaigne pas d'employer ici les mêmes idées, en les agrandissant par le style. Il peint « les premiers hommes, « témoins des mouvements convulsifs de la « terre,... n'ayant que les montagnes pour asi- « les contre les inondations, chassés souvent de « ces mêmes asiles par le feu des volcans, « tremblants sur une terre qui tremblait sous « leurs pieds, nus d'esprit et de corps[2]..... » Et, comme il le dit si bien, « ces hommes, pro- « fondément affectés des calamités de leur pre- « mier état, et ayant encore sous les yeux les « ravages des inondations, les incendies des « volcans, les gouffres ouverts par les secous- « ses de la terre, ont conservé un souvenir du-

[1] *L'antiquité devoilée par ses usages*, t. I, p. 12.

[2] *Epoques de la nature*, VIIe époque.

« rable et presque éternel de ces malheurs du « monde[1]. »

§ 3 — Système de Deluc sur la retraite des mers.

Je ne dirai qu'un mot de ce système ; car ce qu'il faut chercher, ce sont les idées neuves, les idées justes ; et le système de Deluc n'est ni neuf ni juste.

Leibnitz avait imaginé[2] de grandes cavernes, dont les voûtes, en s'affaissant, ouvrirent de vastes bassins, qui furent les bassins des mers circonscrites. Deluc emploie ces cavernes.

[1] *Époques de la nature*, VIIe époque.

[2] Nihil propius videtur quam ut credamus, fracto telluris fornice, ubi infirmioribus fulcris sustentabatur, ingentem massam nudatis cacuminibus in subjectum anteaque inclusum mare procubuisse. Ita aquas antris expressas « suprà montes exundasse, donec reperto novo in Tartara « aditu, perfractisque repagulis clausturæ interioris adhuc « terræ, quidquid nunc siccum cernitur denuo deseruere. (*Protogæa*, etc., p. 12. — D'*anciens continents* se sont enfoncés;.... la *mer*, en coulant dans cet espace enfoncé, a « laissé à sec son ancien *lit*, qui forme nos *continents*. (Deluc : t. V, p. 467. — « Lorsque quelque voûte se rom- « pait et que la mer se jetait dans ces *cavernes*..... » (*Ibid.*, p. 481.)

Le fait à expliquer est celui-ci : tandis que nos continents étaient couverts par la mer, il y avait d'autres continents. Ces continents antiques sont devenus les mers actuelles ; les mers d'alors sont devenues les continents d'aujourd'hui. Comment ce changement s'est-il opéré ? Deluc ne voit pas le *mécanisme réel*, qui est le *soulèvement* des montagnes ; il s'arrête au *mécanisme apparent*, qui est l'*affaissement* des plaines. Il combat, dans Buffon[1], l'idée des *feux intérieurs* du globe, cette grande idée sur laquelle repose toute la *géologie* de nos jours. Singulier contraste ! c'est Buffon, c'est l'homme qui *n'avait pas vu les montagnes*[2], qui, sur leur formation, touche à l'idée vraie, et c'est Deluc, c'est l'homme qui avait passé sa vie à parcourir, à explorer, à *pratiquer*, si je puis ainsi dire, les montagnes, qui la repousse.

[1] Voyez, t. V, p. 517 et suiv., son *Examen du système cosmologique de Buffon*.

[2] Pallas lui en a fait le reproche formel : « Buffon semble « n'avoir jugé des montagnes en général que par celles de la France... » — (Voyez mon *Histoire des travaux et des idées de Buffon*.

§ 4. — *Du vrai mécanisme de la formation des montagnes et du déplacement des mers.*

Les mers se sont déplacées : les *coquilles marines*, répandues partout sur la terre sèche, prouvent le déplacement des mers ; le *déplacement* des mers prouve la formation des montagnes par soulèvement ; le *soulèvement* des montagnes prouve le *feu central.*

Ce *feu intérieur*, reste concentré du feu primitif qui embrasait le globe entier, tend sans cesse à réagir contre l'*écorce* du globe, à la soulever, à la rompre sur quelques points. « Si « l'on pouvait avoir, » dit très-bien M. de Humboldt, « des nouvelles de l'état journalier de la « surface terrestre tout entière, on serait bientôt « convaincu que cette surface est toujours agitée « par des secousses en quelques-uns de ses « points, et qu'elle est incessamment soumise à « la réaction de la masse intérieure [1]. »

C'est cette *réaction incessante*, cet *effort constant* de la *masse intérieure* contre la *sur-*

[1] *Cosmos*, t. I, p. 237.

face du globe, qui produit le *soulèvement* des montagnes ; c'est le soulèvement des montagnes qui produit le *déplacement* des mers ; c'est le déplacement des mers qui produit la *dispersion* des coquilles marines sur la terre sèche, etc.

Le grand progrès actuel de la science est d'avoir ramené tous ces phénomènes, la *dispersion* des animaux de la mer, la *submersion* des animaux terrestres, le *déplacement* des mers, le *soulèvement* des montagnes, et bien d'autres encore, les *tremblements de terre*, les *volcans*, les *ruptures*, les *dislocations* immenses de la surface du globe, etc., à une seule et première cause : le *feu central*.

§ 5. — *Du livre même de Deluc.*

Rien n'est plus intéressant que le sujet de ce livre : l'histoire du *monde nouveau* que l'homme habite. Quelques-uns de ceux qui avaient déjà écrit ou essayé d'écrire cette histoire, Burnet, Woodward, Whiston, etc., y avaient mêlé des systèmes qui lui donnaient un air de fable. Le livre de Deluc lui a rendu son vrai caractère. Ce livre devrait donc être dans toutes les bibliothèques; et cependant il n'y est pas. Comment cela se fait-il?

C'est qu'il se compose de six énormes volumes[1]; c'est qu'à propos d'histoire naturelle et de théorie de la terre, l'auteur y parle de tout : de métaphysique, d'économie politique, de morale, etc. ; c'est qu'il est bien long, et qu'un style diffus le fait paraître plus long encore. Malgré cela, le livre de Deluc sera toujours lu, et devra toujours l'être. Il y a plus : quand on l'aura lu, on voudra le relire. Les faits et les idées y abondent. Deluc était un observateur plein de sagacité, un penseur d'une pénétration d'esprit peu commune[2]. Avant

[1] Je dis six, parce que le cinquième est partagé en deux. Deluc lui-même avait bien senti que son ouvrage était trop long, il en donna, en 1798, un abregé sous le titre de *Lettres sur l'histoire physique de la terre, adressées à Blumenbach*, etc. Mais ici le génie de Deluc n'a plus sa première verve, ses idées n'ont plus leur nouveauté. L'ouvrage important est l'ouvrage original, l'ouvrage que j'examine.

[2] Il aime les propositions qui ont quelque chose de singulier et comme un air de paradoxe. Il se plaît à nous montrer, par exemple, les montagnes conservées par une plante, et la plus faible des plantes, la *mousse*. (T. II, p. 20.) Peut-être, en ce genre, va-t-il quelquefois trop loin; mais,

Saussure et lui, nul homme encore n'avait aussi profondément étudié les montagnes ; il les parcourut bien des fois ; il y vécut ; on peut même dire, à la lettre, qu'il les eut toujours sous les yeux.

« Le cabinet où je m'occupe d'histoire natu-
« relle n'est pas, dit-il, un de ceux où l'imagi-
« nation seule inspire [1]... En écrivant, j'ai les
« grands phénomènes devant moi. Il me suffit
« de lever les yeux, et, de ma fenêtre même,
« je contemple deux grandes chaînes de mon-
« tagnes, les Alpes et le Jura, dont aucun
« détail essentiel ne m'échappe... C'est donc
« elles-mêmes que je consulte [2]... »

Mais ce que je remarque surtout dans Deluc, c'est la noble idée qu'il a de la science. qui n'est point en effet la science pour s'arrêter aux choses, qui s'élève plus haut, et, pour rappeler ici la belle parole de l'Orateur ro-

au fond, rien n'est plus curieux, souvent même rien n'est plus reel, que le resultat des recherches fines auxquelles ce tour d'esprit l'a porté.

[1] T. II, p. 101.
[2] T. I, p. 371.

main, *saisit presque* celui qui les modère et qui les régit : ... *ipsumque ea moderantem et regentem pene prehenderit* [1].

[1] *De legibus*, lib. I. — Deluc Jean-André était né à Genève en 1727, il est mort en 1817, c'est-à-dire à 90 ans.

IV

CONCLUSION DE CE CHAPITRE.

Nous venons de jeter un coup d'œil rapide sur un grand spectacle.

La *vie* n'a pas toujours été sur ce globe.

Pour qu'elle pût s'y établir, il a fallu que la température en fût assez refroidie, que la surface en fût consolidée, que l'air s'y fût dégagé des eaux, que toutes les matières solides, liquides, gazeuses, y eussent pris chacune leur état propre[1] ; et quand toutes ces choses ont été amenées à ce point voulu, la même MAIN, qui les y avait conduites, a créé la *vie* et l'a répandue sur la terre.

Pour que les animaux pussent exister, il leur fallait une certaine température ; pour qu'ils

[1] Car, dans l'état d'*incandescence*, tout était *fluide, et tout était mêlé.*

pussent se nourrir, il leur fallait un certain ensemble de substances végétales et animales; pour que les animaux pussent respirer, il leur fallait un certain air ; il fallait que dans cet air se trouvât un élément *respirable;* il fallait que cet élément *respirable* s'y trouvât constamment, et constamment dans une proportion donnée.

Newton démontrait Dieu. La loi unique qui préside à tous les globes de l'univers lui révélait Dieu, et l'unité de Dieu.

De même, toutes ces conditions nécessaires à la *vie*, et dont une seule manquant, la *vie* était impossible, la température, l'eau, l'air, l'*oxygène*, le végétal pour la nourriture de l'animal herbivore, l'animal herbivore pour la nourriture du carnivore, etc., etc., toutes ces conditions nécessaires, si admirablement combinées et préparées pour le moment précis où devait paraître la *vie*, prouvent Dieu et un seul Dieu. Apparemment ils n'étaient point deux. S'ils eussent été deux, ils ne se seraient pas si bien entendus.

ADDITIONS

ADDITIONS

I

RÉPONSE A QUELQUES OBJECTIONS.

Dès la première édition de ce livre, on me fit quelques objections. Je tâchai d'y répondre dans la seconde.

Je reproduis ici cette réponse.

§ 1.

On me reproche d'avoir trop étendu la durée de la vie de l'homme. Mais cette durée de vie que j'assigne à l'homme, cette durée de cent ans pour la *vie normale*, cette durée de deux cents ans pour la *vie extrême*, cette *longue durée* qui surprend, qui peut être charme, ce n'est pas moi qui la pose; c'est l'observation, c'est l'expérience, ce sont les faits. Je n'y suis pour rien.

Les faits sont-ils exacts?

Toute la question est là; et j'ose assurer que je n'ai rien négligé pour n'en donner que de tels.

§ 2.

J'ai voulu prouver à l'homme deux choses, qu'il ne sait point assez : la première, qu'il a, en lui, une grande *puissance de vie*, et la seconde que, par le bon emploi de sa raison, il peut accroître beaucoup cette *puissance*.

La plupart des hommes, on l'a dit il y a longtemps, sont plus capables d'un grand effort que d'une longue persévérance; c'est pourquoi j'ai cherché à rendre mes conseils plus persuasifs en les plaçant dans la bouche d'un sage vieillard, qui a dû un siècle de vie à un régime sévère, constamment suivi.

On m'accuse, sur cela, de vouloir réduire mes lecteurs au régime de Cornaro. A Dieu ne plaise! Je ne parle du régime de Cornaro que comme il en faut parler : avec un peu d'ironie; et je cite d'ailleurs, page 27, un passage du *Commentaire* de Ramazzini, passage qui aurait pu être regardé, sans doute, comme un correctif suffisant des règles *excessives* de Cornaro.

La première règle, en tout, est d'être modéré.

La modération est le trésor du sage [1].

Au *Cliton* de La Bruyère, « qui n'a eu, en « toute sa vie, que deux affaires : dîner le matin « et souper le soir,... et qui semble né pour la « digestion, » je préfère pourtant, je l'avoue, mon sobre et bon Vénitien, qui nous conte naïvement que « de fort gai qu'il était, il devint « triste et de mauvaise humeur, que tout le cha- « grinait, qu'il se mettait en colère pour le moin- « dre sujet, au point qu'on ne pouvait vivre avec « lui [2]; » et tout cela pour avoir dépassé d'une once ou deux la dose d'aliments prescrite par son régime.

[1] Voltaire.

[2] Voyez la page 16

Qu'il y a loin de *Cliton* à cet autre personnage de La Bruyère !

« Un vieillard qui a un grand sens et une « mémoire fidèle, est un trésor inestimable ; « il est plein de faits et de maximes ; l'on y « trouve l'histoire du siècle, revêtue de circon- « stances très-curieuses, et qui ne se lisent « nulle part ; l'on y apprend des règles pour la « conduite et pour les mœurs, qui sont toujours « sûres, parce qu'elles sont fondées sur l'expé- « rience. »

§ 3.

De la durée totale de la vie, on passe à la durée particulière des divers âges.

Ici, c'est tout un ensemble de préjugés que j'ai à combattre, et ma tâche devient plus difficile.

Sur la *limite naturelle* des différents âges de la vie, on a faussé toutes nos idées.

Une littérature frivole, pour nous intéresser à ses héros, a imaginé de faire anticiper les passions sur les âges. On a précipité le cours de la vie. On a donné à l'adolescence les passions de la jeunesse, à la jeunesse les passions de l'âge mûr.

C'est de là que nous sont venus ces jeunes gens de quinze à vingt ans, frustrés du plus doux privilége de leur âge, le calme de l'âme ; ces hommes mûrs de trente ans, qui n'ont pas su être jeunes ; et ces vieillards de cinquante, qui ne seront jamais hommes mûrs.

Il y a en nous deux principes : le principe *vivant* et le principe *pensant*.

Le principe *vivant* croît et se maintient jusqu'à cinquante ans à peu près ; et à compter de cinquante ans il décline.

Le principe *pensant* croît et s'élève jusqu'à cinquante ans ; et de cinquante à soixante, à soixante-dix, à soixante-quinze, et quelquefois plus tard encore, il se perfectionne.

Plus l'esprit vit, plus il s'épure.

On parle beaucoup, et depuis longtemps, de l'influence du *physique* sur le *moral*[1] ; on ne parle pas assez de l'influence du *moral* sur le

[1] Voyez le livre fameux de Cabanis, et plusieurs autres.

physique : l'observation médicale domine trop l'observation philosophique.

C'est au moment où le *physique* commence à décroître que le *moral* prend, à son tour, l'empire, s'affermit, se dégage, et donne comme une splendeur nouvelle à la seconde moitié de la vie.

En me plaisant à énumérer tout ce que l'homme peut se conserver de dons précieux, ce n'est pas que j'oublie le charme heureux des premiers âges.

Eh ! pourquoi faut-il que le moment présent ne puisse jamais être goûté avec tous ses avantages ?

Que la jeunesse, si riche d'avenir, se persuade bien que chaque phase de la vie demande un développement régulier et complet ; que chaque âge a ses bienfaits, réservés à ceux qui savent le respecter ; qu'elle se garde surtout de renoncer à ces douces et nobles vertus, dont Vauvenargues a dit : « Les premiers jours du printemps « ont moins de grâce que les vertus naissantes « d'un jeune homme. »

§ 4.

On me fait une quatrième objection. On n'approuve pas ce titre : *De la quantité de vie sur le globe.*

Je conviens que ce titre a, en effet, une certaine forme abstraite, qui n'est plus guère d'usage.

Nous nous déshabituons, chaque jour davantage, des grandes questions et du tour abstrait. Nous nous réduisons de plus en plus, et comme de parti pris, aux petites expériences et aux menus détails. Toutes nos sciences se font sciences de laboratoire, et nous oublions les grands phénomènes de la nature.

« Ceux qui aiment à entrer dans le détail des « sciences, disait Leibnitz, méprisent les recher- « ches abstraites et générales ; et ceux qui ap- « profondissent les principes entrent rarement « dans des particularités. Pour moi, ajoutait-il, « j'estime également l'un et l'autre. »

L'objet de ce livre est l'étude de la vie.

J'y étudie successivement la *durée*, la *quan-*

tité, les *formes*, la *formation*, l'*apparition* de la vie.

Toutes ces questions ont la même forme, et l'on peut la blâmer dans toutes.

Toute question généralisée, et traduite en langage philosophique, prend nécessairement un tour abstrait.

Ce n'est même que par ce langage philosophique, ce n'est que par ce tour abstrait, que toutes les grandes vérités passent, peu à peu, du domaine spécial de nos écoles dans le domaine universel de l'esprit humain.

Je conviens encore que ma question de la *quantité de vie* est fort neuve. Mais est-ce là un tort ? Je ne puis le croire. J'ose même espérer qu'on me saura gré, un jour, de l'avoir introduite. Toute question nouvelle nous découvre un nouvel aspect des choses, et les grandes choses veulent être vues sous tous leurs aspects.

Dès ce moment même, l'étude de la *quantité de vie* nous a donné ces trois lois, aussi belles que simples :

La première, que, depuis que la vie est sur le globe, le nombre des *espèces* y va sans cesse en diminuant ;

La seconde, que, à mesure que certaines *espèces* disparaissent, le nombre des *individus* s'accroît dans les autres ;

Et la troisième, que, plus l'empire de l'homme se fait sentir, plus les *espèces supérieures* dominent sur les *espèces inférieures*.

Ainsi donc, des *espèces* disparaissent, mais le nombre des *individus* s'accroît dans d'autres *espèces ;* le nombre des *individus* diminue dans les *espèces inférieures*, mais il s'accroît dans les *supérieures*.

Il y a donc toujours compensation ; et il en est de la *vie* comme de tous les autres éléments primitifs des choses.

Rien, en fait d'éléments primitifs, ne se perd, ni ne peut se perdre.

Et il y a bien plus ; c'est que notre esprit est dans une égale impuissance de comprendre l'*annihilation* ou la *création* de quoi que ce soit, sans une intervention supérieure, sans un miracle exprès.

Les combinaisons varient, les rapports changent, les mouvements s'accélèrent ou se retardent, les molécules des corps s'unissent ou se désunissent, et toutes les choses de ce monde sont dans un flux perpétuel de modifications successives ; mais les principes mêmes des choses, les éléments primitifs et constitutifs, sont immuables, et le seront éternellement, tant que CELUI qui en a pesé la *quantité* précise pour le globe déterminé qu'il avait en vue jugera à propos de maintenir et de conserver ce globe.

II

CAS DE LONGÉVITÉ.

§ 1.

Depuis la publication de ce livre, j'ai reçu de nombreuses lettres. On m'exprime le regret de n'y avoir pas trouvé plus d'exemples de *longues vies*.

De tels exemples sont partout, et ce n'est point là ce que j'ai cherché.

Ce que j'ai cherché, c'est la *loi physiologique* qui met en évidence la grande *force de vie*, qui est en nous, et que ces exemples révèlent.

Je ne puis, au reste, que remercier mes critiques. Jamais lutte ne fut plus courtoise. Ne le décourageons pas, semblent-ils se dire : laissons-le nous persuader ce que nous avons tant envie de croire.

Cette envie de croire est fort antérieure à notre siècle. Nous en avons la preuve dans le soin qu'a mis Pline à transcrire pour ses lecteurs quelques fragments du recensement qui fut fait de son temps par l'empereur Vespasien. « Sans qu'il soit besoin de compulser tous les « registres, dit Pline, je me bornerai à citer la « partie de l'Italie située entre l'Apennin et le « Pô. A Parme, trois citoyens déclarèrent cent « vingt ans ; un, à Brixelles, cent vingt-cinq ; « deux, à Parme, cent trente ; un, à Plaisance, « cent trente et un ; une femme, à Faventia, « cent trente-cinq ; à Bologne, Terentius, fils « de Marcus, et à Rimini, Aponius, cent cin- « quante ; Tertulla, aussi à Rimini, cent trente- « sept ; à Veleia, ville située sur des collines, « aux environs de Plaisance, six déclarèrent « cent dix ans ; quatre, cent vingt, et Mucius « Félix, fils de Mucius et de Galeria, cent qua- « rante. Mais pour ne pas nous arrêter plus « longtemps à prouver ce que personne ne con- « teste, la huitième région de l'Italie offrit au « recensement cinquante-quatre hommes de « cent ans, quatorze de cent dix, deux de cent

« vingt-cinq, quatre de cent trente, autant de « cent trente-cinq ou de cent trente-sept, trois « de cent quarante[1]. »

Je remarque ce mot très-juste de Pline : « Mais « pourquoi nous arrêter à prouver ce que per- « sonne ne conteste? *Ac ne pluribus moremur in « re confessa.* »

Le plus savant et le plus timoré des critiques qui fut jamais, Haller, cite deux grands exemples de *longévité*[2], un de cent cinquante-deux ans et un de cent soixante-neuf.

Le premier exemple est celui de Thomas Parr, du comté de Shrop; le second est celui de Henri Jenkins, du comté d'York.

Haller appelle le second fait *assez probable : Satis probabiliter ad* 169 *annum pervenit*[3] Hufeland, bien moins savant, et par conséquent beaucoup plus décisif, le déclare *incontestable*[4].

[1] Lib. VII, cap. L : *De varietate nascendi.*

[2] Voyez, ci-devant, les pages 52 et 74.

[3] *Elementa physiologiæ,* lib XXX, § XVI

[4] « C'est un fait incontestable, » dit-il. *L'Art de prolonger la vie humaine,* p. 79 (trad. franç. 1810).

Henri Jenkins était un pauvre pêcheur qui traversait encore à cent ans les rivières à la nage. On l'appela un jour en témoignage pour un fait passé depuis cent quarante ans, et il comparut accompagné de ses deux fils, dont l'un avait cent deux ans, et l'autre cent ans. On voit encore dans l'église de Bolton, près de Richmond, dans l'Yorkshire, son épitaphe, posée en 1670, époque de sa mort.

Un fait, que le timide Haller accepte comme certain, et qui l'est, en effet, *car il eut pour témoin* Harvey[1], l'auteur de la découverte de la circulation du sang, est celui de Thomas Parr : « pauvre paysan du Shropshire, d'où il fut amené « à Londres par le très-honorable Thomas, « comte d'Arundel et de Surrey, et qui y mou- « rut, après avoir vécu sous plus de neuf prin- « ces, dans la dixième année du dixième d'entre « eux, à l'âge de cent cinquante deux ans et « neuf mois.

« A sa mort, arrivée le 16 novembre 1635, « je trouvai, continue Harvey, le corps gras,

[1] Voyez, ci-devant, p. 74.

« la poitrine large et couverte de poils, les pou-
« mons distendus par beaucoup de sang;.......
« son cœur était grand et fibreux;....... les
« cartilages du sternum n'étaient pas même
« ossifiés (comme ils le sont souvent chez les
« vieillards), mais flexibles et souples; les vis-
« cères étaient sains et robustes, particulière-
« ment l'estomac, quoiqu'il ne le ménageât
« point, la nuit comme le jour; nulle appa-
« rence de matière pierreuse ni dans les reins
« ni dans la vessie; la rate était petite; le cer-
« veau parfaitement sain......... En un mot,
« toutes les parties intérieures étaient dans un
« si bon état, que sa mort (peu d'instants avant
« laquelle il avait fait encore un repas) ne
« peut être imputée qu'au changement d'air et
« de régime[1]. »

Transplanté dans l'air épais de Londres, comblé de soins au milieu d'une splendide famille, passant brusquement à une nourriture trop abondante, et même à un peu d'excès de

[1] *Philosoph. Trans.*, v. I, p. 887.

vin, « les fonctions, dit Harvey, se trouvèrent « comme accablées, et le corps entier mis en « désordre. »

Laissé, au contraire, dans son pays natal, à un air vif et pur, à sa nourriture habituelle, laquelle se composait de vieux fromage, de pain, de lait, de petite bière, ce vigoureux vieillard, qu'on avait vu se remarier trente et quelques années auparavant, qu'on avait vu, à cent trente ans, partager les travaux de la campagne, moissonner, battre le blé, et qui, à cent cinquante-deux, n'éprouvait d'autre affaiblissement que celui de la vue et de la mémoire, conservant d'ailleurs toute sa raison, ce vieillard aurait pu vivre longtemps encore. Harvey le pensait et il est difficile de ne pas être de son avis.

Je prends mes exemples à de grandes distances ; car je n'attribue pas moins de vertu au travail de l'esprit qu'à celui du corps. Après avoir cité Henri Jenkins et Thomas Parr, je cite Newton et Sophocle :

Newton, qui, jusqu'à ses derniers moments, *posséda*[1] tous ses sens et tout son esprit, « comme si, dit Fontenelle, les facultés de son « âme n'avaient été sujettes qu'à s'éteindre to- « talement, et non pas à s'affaiblir. »

Et Sophocle, dont le vieux Corneille disait, en aidant un peu à la lettre pour la facilité du vers :

> Tel Sophocle à cent ans charmait encore Athènes.

§ 2.

Les nombreux extraits de *Statistiques*, qui me sont adressés de divers pays, prouvent tous une même chose, c'est qu'il y a eu dans les derniers siècles, c'est qu'il y a dans celui-ci[2], tout au-

[1] *Posséda :* l'expression est de Fontenelle, qui lui-même *posséda* jusqu'à cent ans *tous ses sens et tout son esprit.*

[2] L'année dernière est mort l'archevêque arménien de Lemberg, Samuel Stefanowitsch, à l'âge de 107 ans. Je lis dans le *Journal des Débats* du 26 octobre 1858 : Madame de Saint-Quentin, née à Saint-Dizier (Haute-Marne), le 22 octobre 1758, a célébré vendredi dernier, 22 octobre 1858, l'anniversaire de sa *centième* année révolue, et dans *la*

tant et d'aussi curieux exemples de longévité que du temps de Pline, et qu'à toutes les époques une vie laborieuse et simple, imposée par la dure nécessité ou par une raison supérieure, est la meilleure et la plus sûre garantie de se conserver tout entier dans un long âge.

Le point essentiel est d'entretenir l'activité vitale (la vie est un mouvement), soit par l'exercice du corps, soit par celui de l'esprit. Il faut, en un mot, prévenir à tout prix la torpeur des organes, fléau le plus redoutable de la vieillesse.

L'un des savants correspondants de notre Académie, que ses longues années et sa belle vie disposent fort en faveur de ma théorie, m'écrit : « Comme mon père, j'ai toujours ad-
« miré et mis en pratique les maximes (un peu
« adoucies) de votre Cornaro. Je vis toute l'an-
« née à la campagne; l'ordinaire de ma maison
« est simple ; vingt-cinq de mes enfants ou pe-

Patrie du 14 juillet 1859, cet article tiré du *Dinanais* Nous avons actuellement dans notre ville un cas de longévité assez rare. Madame la comtesse de Marigny, sœur de Cha-
« teaubriand, est entrée dans sa *centième* année.

« tits-enfants le partagent. J'ai formé, comme
« Cornaro, le projet de pousser ma carrière
« jusqu'à cent ans; j'espère par là devenir une
« démonstration vivante de la sagesse et de la
« vérité des principes que vous émettez. »

Je trouve ce projet excellent.

III

AUTRES CAS DE LONGÉVITÉ.

Aux exemples de *longues vies*, qui précèdent, j'en ajouterai encore quelques autres.

J'ai dû à feu mon savant confrère et excellent ami, M. Dureau de La Malle, tous les détails[1] que je pouvais désirer sur un centenaire qu'il avait beaucoup connu, M. Adrien Leroy.

M. Édouard Magnien (de Versailles) a publié en 1841, sur ce même centenaire, un article plein d'intérêt. M. Magnien était le petit-neveu de M. Leroy. Au moment où il écrivait son *Ar-*

[1] Tous, jusqu'à l'*extrait mortuaire*.

ticle, son grand et *très-grand* oncle vivait et florissait encore.

Je prends *florissait* à la lettre : « Quand je « cite, dit M. Magnien, la longévité de M. Leroy « comme un fait presque phénoménal, ce n'est « pas pour ses cent deux ans,... mais pour l'in- « tégrité de son moi physique et moral, pour « cette possession aussi complète que possible « des deux biens les plus désirables, des deux « meilleurs dons du ciel à l'homme : *mens sana* « *in corpore sano*. Là se montre la merveille.. « car on ne se figure pas l'aisance avec laquelle « il porte ses cent deux ans ; il n'a seulement « pas l'air d'y penser... il ne s'est pas même « douté jusqu'à présent de cette *difficulté d'être* « dont se plaignait son modèle Fontenelle ;... « et si j'avais à désigner poétiquement l'âge de « son esprit, je dirais qu'il compte cent deux « printemps[1]... »

Né à Paris, le 21 décembre 1738, Adrien Leroy mourut dans la commune de Mesmels

[1] *Un centenaire. Supplément à la Biographie contemporaine*, par Edouard Magnien, Paris, 1841.

(Seine-et-Oise), le 24 février 1844; il avait vécu cent cinq ans[1].

Je trouve, dans le *Journal de Barbier* (t. I, p. 268), le trait suivant : « Le roi a donné, il « y a quinze jours, la croix de Saint-Louis à un « officier de fortune qui avait sa commission « d'officier du temps de Louis XIII, trisaïeul du « roi. Cet homme est âgé de *cent onze ans*. Tout « le monde l'a vu avec plaisir à Versailles. Ce « fait a eu place, comme on le croit bien, « dans la Gazette (*Gazette de France*, 1725).

[1] Voici des vers faits par lui à l'âge de cent ans, et pour célébrer sa *fête séculaire :*

Plus on est vieux, moins on sait plaire.
La vieillesse ennuie, on la fuit.
Triste sort auquel est réduit
Un trop malheureux centenaire.

Mais lorsque de parents chéris
L'amitié près de lui s'empresse
Et soutient ses faibles débris,
Il sent rajeunir sa jeunesse.

Rajeuni ! non pas pour les amours
Leurs doux plaisirs sont le partage
De ces beaux ans, hélas ! trop courts
Où l'on est plus heureux que sage.

Mais vivre et mourir en aimant
Est un bonheur toujours possible.
C'est par le cœur qu'on est sensible
Il bat jusqu'au dernier moment.

« Ce vieil officier s'appelait Curnel. Il avait été « nommé officier le 28 janvier 1656. Il mourut « en 1726, au mois de février. »

François Contarini, ambassadeur de la république de Venise, raconte un autre trait qui n'est pas moins curieux.

Il vient d'être témoin de la cérémonie du Jeudi-Saint à la cour de Ferdinand Ier, roi des Romains ; il décrit cette cérémonie, et il ajoute :

« Sa Majesté me dit qu'elle avait, l'an passé, « lavé les pieds à un pauvre qui avait *cent ans*, « croyant me dire une chose fort extraordi- « naire. Je lui répondis que Sa Majesté avait, « *l'an passé*, un conseiller du même âge, et « plus gaillard que moi, et ayant tout son es- « prit et toute sa mémoire comme à quarante « ans. Sa Majesté voulut savoir son nom, et la « chose lui parut la plus belle du monde[1]. »

Un de mes auditeurs au Collége de France

[1] *Su la parte che spetta alla medicina negli studi e negli offici del Istituto. Discorso recitato nella solenne e pubblica adunanza 30 maggio 1856 dell' Istituto veneto di scienze, lettere ed arti, dal dott. Giacinto Namias, membro e secretario dell' Istituto stesso, medico primario del civico spedale di Venezia*

m'écrivait, en 1857 : « Vous avez sans doute « connaissance du bel exemple de longévité que « nous a donné un de mes compatriotes, le « nommé Delpeuch, mort, il y a quelques an- « nées, au village de Mazze, près Saint-Cernin « (Cantal). C'était le doyen de l'armée française; « il avait assisté à Fontenoy et faisait partie de « ces fanfarons de la gloire militaire qui, sous « le commandement de M. d'Auteroche, autre « Auvergnat, saluèrent les Anglais et les enga- « gèrent à tirer les premiers. A l'âge de *cent* « *vingt ans*, Delpeuch, qui avait conservé sa fan- « faronnade, se présenta pour tirer au sort, au « grand étonnement du délégué de la préfec- « ture, qui ne s'attendait pas à voir paraître « une semblable recrue[1]. »

On lit, dans *l'Assemblée nationale* du 7 octobre 1855 :

« Un document officiel, publié récemment « en Russie, prouve combien les latitudes sep-

[1] M. le baron d'Auzers m'a envoyé de plus l'*extrait mortuaire* de Delpeuch, extrait qui constate bien l'âge de 120 ans.

« tentrionales sont favorables à la prolongation
« de la vie humaine. Dans un des derniers re-
« censements faits par ordre du gouvernement,
« on voit qu'il est mort en Russie 10 vieillards
« qui avaient plus de 110 ans, un qui en avai-
« 150. En moyenne, on compte 1,065 cente-
« naires dans l'empire, dont 117 pour le gou-
« vernement de Kasan ce gouvernement est
« principalement habité par des Tartares mu-
« sulmans , 92 pour celui de Kicheneff, 85 pour
« celui de Saratoff, 71 pour celui de Catheri-
« noslaw, 67 pour celui d'Orembourg, etc. Mais
« un fait qui mérite d'être signalé, c'est que le
« gouvernement de Moscou et celui de Saint-
« Pétersbourg n'ont donné aucun centenaire. Ce
« même document rappelle que dans le district
« de Polosk, sur les frontières de la Livonie, un
« homme était parvenu à l'âge de 168 ans. Il
« avait vu sept souverains sur le trône de Rus-
« sie, et se rappelait très-bien la bataille de
« Pultava, en 1709, où il avait combattu comme
« soldat dans les rangs des Russes. Il est mort
« au commencement de ce siècle, laissant qua-
« tre fils, dont l'aîné avait 96 ans et le plus

« jeune 82. Tous les membres de la famille de « ce patriarche vivent à Polotska, petite ferme « qui a été donnée à leur père par l'impératrice « Catherine II. »

IV

SUR UNE PHRASE DE HALLER.

J'ai cité, page 74, cette phrase de Haller : *Non citra alterum seculum ultimus terminus vitæ humanæ subsistit*. Littéralement : *Le dernier terme de la vie humaine ne se trouve pas en deçà du deuxième siècle*.

J'ai traduit : L'*homme ne vit guère moins de deux siècles*. Ce n'est pas, j'en conviens, la traduction *littérale*, mais c'est la traduction française. C'est surtout le sens, et c'est là le point essentiel.

Voyons Haller. « L'homme, dit-il, croît vingt « ans. *Crescit annis XX*[1]. » — « Il sera plus « difficile, ajoute-t-il, de marquer le terme de

[1] *Elementa physiologiæ*, t. VIII, lib. XXX, p. 96.

« nos années. Si pourtant les animaux vivent « huit fois le temps de leur accroissement, « comme le bœuf et le cheval, le dernier terme « de la vie humaine ne sera pas en deçà du « deuxième siècle, et l'histoire ne s'y oppose « pas. — *Annos definire erit difficilius. Si ta-* « *men animalia octuplo tempus sui incrementi vi-* « *vendo superant, ut bos et equus, non citra alte-* « *rum seculum ultimus terminus vitæ humanæ* « *subsistet; neque histo ia dissentit*[1]. »

Et l'histoire ne s'y oppose pas. En effet, Haller cite des hommes qui ont vécu 105, 109, 110, 112, 115, 117, 121, 130 ans. Il cite Thomas Parr, mort à 152, « et qui certainement « aurait pu, par la constitution de son corps, « vivre plus longtemps : *Poterat certe Thomas* « *Parr, qui anno suæ ætatis* 152 *diem suum obiit,* « *ex sui corporis constitutione diutius supervi-* « *xisse*[2]. » Il cite Henri Jenkins qui « vécut, assez « probablement, 169 ans; *qui satis probabiliter* « *ad* 169 *annum pervenit*[3]. »

[1] *Elementa physiologiæ*, p. ‘6.
[2] *Ibid.*, p. 97.
[3] *Ibid.*, p. 104.

D'après les faits mêmes cités par Haller, l'homme vit donc *un siècle et une portion de l'autre, huit fois vingt ans*, près de deux siècles, ou assez près de deux siècles ; et c'est ce que j'ai dit : « L'homme, suivant Haller, ne vit « guère moins de deux siècles. »

V

D'UNE MÉPRISE TOUCHANT LA VIE MOYENNE ET LA VIE NORMALE.

Dans la *Revue britannique*, recueil publié sous la direction d'un littérateur spirituel et savant, M. Amédée Pichot, je trouve un article intitulé : *Note sur la longévité.*

Dans cet article, il est rendu compte d'une *analyse* de mon livre, qui a paru dans une *revue anglaise;* et voici ce que j'y lis :

« Les recensements modernes de l'Angleterre « sont faits, on le sait, avec des garanties si « complètes, que l'on pourrait presque penser « et dire que ce sont les seuls recensements en « Europe sur lesquels on puisse établir des cal- « culs exacts. Or, justement dans le plus récent, « celui de 1852, on ne cite, sur une population

« de 18 millions pour l'Angleterre et le pays de « Galles, que 31 individus mâles et 62 femmes « morts après 100 ans, et, de ces centenaires, « l'homme le plus âgé n'avait que 109, la femme « que 110 ans. C'est trop peu, dit la *Revue*, « pour élever la moyenne de la durée de la vie « anglaise au chiffre de 100 ans[1]. »

La moyenne, ou la *vie moyenne* : oui sans doute. Pour que la *vie moyenne* pût être élevée à 100 ans, il faudrait que la *vie normale* fût de 400.

Il y a entre la *vie moyenne* et la *vie normale* une différence profonde.

Le chiffre de la *vie moyenne* s'obtient par le calcul d'un certain nombre de vies, en compensant les plus courtes par les plus longues, et toutes les unes par les autres.

« On ne vit à Paris, l'un portant l'autre, que « 22 à 23 ans, » disait Voltaire[2]; que 28 à 32, dit aujourd'hui mon célèbre confrère à l'Académie des sciences, M. Dupin[3].

[1] *Revue britannique*, n° 6. Juin 1858, p 418.
[2] *L'homme aux quarante écus*.
[3] Voyez les *Comptes rendus de l'Académie*, t. XXVIII, p. 370.

Voilà la *vie moyenne*. La *vie moyenne* est ce que l'on vit *l'un portant l'autre*, comme dit Voltaire. Pur calcul de *statistique*.

La *vie normale* est la vie que chacun vit réellement, ou peut vivre par la *constitution de son corps : ex sui corporis constitutione*, comme dit Haller. Pur fait de *physiologie*.

Or, la *vie normale* de l'homme, c'est-à-dire la durée de vie possible par la *constitution* primitive et saine du corps humain est de 100 ans; et c'est ce qui est prouvé par mon livre.

Je prie mon lecteur de ne pas confondre la *vie moyenne*, que les hommes se sont faite, avec la *vie normale* que la nature leur avait accordée.

FIN.

TABLE DES MATIÈRES

TROISIÈME PARTIE.

ADDITIONS.

PARIS. — IMP. SIMON RAÇON ET COMP., RUE D'ERFURTH, 1.